10대 질병의
예방과 치료

건강한 삶을 위한

10대 질병의 예방과 치료

김상준 지음

좋은땅

목차

제1장 현대의학에 관한 불편한 진실

1. 의사들이 파업하면 사망자가 증가할까? 감소할까? - 9
2. 일본 나가노현에서 암 조기 검진 사업을 중단하자 위암 사망자가 270% 감소했다 - 11
3. 질병보다 의사들의 의료행위가 더 위험하다 - 12
4. 설사약 먹여 어린아이를 죽인 일본 의사 - 13
5. 의사들이 건강 관리 했더니 심장 질환 사망자가 두 배로 증가했다 - 14
6. 병원은 건강한 사람을 환자로 遁甲(둔갑)시킨다 - 15
7. 많은 사람들을 죽인 의약품 - 17
8. 질병을 일으키는 의약품 - 19
9. CT 방사선은 1급 발암물질이다 - 27

제2장 질병의 예방

1. 좋은 식습관을 유지하라 - 33
2. 햇빛을 많이 받아라 - 70
3. 운동은 가장 훌륭한 의사다 - 88

제3장 **10대 질병의 치료**

1. 감기	- 112
2. 암	- 121
3. 고혈압	- 147
4. 콜레스테롤	- 157
5. 당뇨병	- 167
6. 치매	- 176
7. 불면증	- 198
8. 스트레스	- 208
9. 부정맥	- 217
10. 위장병	- 224

제1장

현대의학에 관한 불편한 진실

사람들에게 행복한 삶을 살기 위하여 무엇이 가장 중요하냐고 묻는다면 대부분의 사람들은 건강이라고 대답할 것이다. 병들어 조그만 병실의 침대에 가운 하나 걸치고 누워 있다면 엄청나게 많은 돈, 막강한 권력을 가지고 있은들 무슨 의미가 있겠는가?

현대의학은 눈부시게 발전한 의료 장비 덕분에 수술, 특히 인공장기나 인공관절 등의 외과 분야에서는 엄청나게 많은 발전을 이루었다. 그러나 안타깝게도 병원과 의사는 부상으로 발생한 외과적 치료와 항생제로 치료할 수 있는 세균성 질환을 제외하고는 고혈압 당뇨 등 만성 질환은 물론이고 그 흔한 감기 하나 치료하지 못한다. 왜 그럴까?

제약회사가 의사들에게 만들어 주는 거의 모든 약이 질병을 치료하는 치료제가 아니라 단지 질병 때문에 발생하는 불편한 증상을 완화해 주는 대증요법제(對症療法劑)이기 때문이다.

미국의 저명한 의사 월렉(Wallac) 박사는 그의 저서 《죽은 의사는 거짓말을 하지 않는다》에서 약은 질병을 고치는 치료제가 아니라 질병으로 인한 불편한 증상을 완화해 주는 대증요법제이기 때문에 약품에다 병을 낫게 한다는 치유(治癒)라는 단어를 쓰는 것은 미국 법상 불법이고 의사들이 질병을 치유한다고 환자를 유혹하면 감옥에 간다고 설명하고 있다.

1. 의사들이 파업하면 사망자가 증가할까? 감소할까?

의사들이 파업을 하여 병원이 문을 닫으면 대부분의 국민들은 당연히 사망자가 증가할 것이라고 생각할 것이다. 그러나 의사들이 파업을 하여 병원 문을 닫았더니 사망자가 줄어드는 도저히 믿기 어려운 코미디 같은 상황이 벌어졌다. 그러한 상황이 어느 한 나라에서만 발생한 것이라면 어쩌다 우연히 발생한 상황이라고 대수롭지 않게 생각하고 넘어갈 수도 있겠지만 이스라엘, 남미의 콜롬비아, 미국의 샌프란시스코 등 여러 나라에서 똑같은 현상이 발생하였다면 이야기는 전혀 달라진다. 이러한 실증적인 증거들은 병원은 질병을 치료하여 사람을 살리는 곳이 아니라 불필요한 수술이나 독성 심한 유해화학물질을 약이라고 먹게 하여 환자들을 고통받고 빨리 죽게 하는 곳이라는 사실을 알려 주고 있는 것 같다.

1) 이스라엘의 사례

예루살렘 장의협회가 발표한 자료에 따르면 1973년 이스라엘에서 많은 의사들이 파업을 하여 진료받은 환자 수가 하루에 6만 5천 명에서 7천 명 정도로 격감하자 사망률이 오히려 절반으로 감소했으며, 2000년에는 의사들의 파업한 5월의 사망자 수가 93명으로 전년도 5월의 사망자 수 153명보다 60명이 줄었다.

2) 콜롬비아의 사례

1976년 남미 콜롬비아에서 의사들이 52일 동안 파업을 해서 응급치료 이외의 진료 활동이 전부 중단된 적이 있었다. 당시 신문은 이 사건이 초래한 기묘한 현상을 "의사들이 파업한 이후 사망률이 35%나 감소했다."라고 보도했는데 콜롬비아 장의사 협회도 "여우에게 홀리기라도 했는지 우연의 일치인지 모르지만 사실은 사실이다."라고 논평을 발표했다.

3) 미국 로스앤젤레스의 사례

1976년 미국 로스앤젤레스에서도 의사들이 파업을 하여 17개의 주요 병원에서 수술 건수가 평소보다 60% 줄었는데 그 결과 전체 사망률이 18% 감소했으나 의사들의 파업이 끝나고 진료가 다시 시작되자 사망률은 파업 전의 수준으로 다시 높아졌다.

2. 일본 나가노현에서 암 조기 검진 사업을 중단하자 위암 사망자가 270% 감소했다

　1989년 일본 나가노현 아스호카 마을에서 암 검진 사업을 중단하고 6년이 지나자 암으로 인한 사망자가 획기적으로 줄어들었다. 주민 사망자의 6%였던 위암 사망률이 암 검진 사업을 중단한 이후 6년간은 2.2%로 뚝 떨어졌다.
　미국의 메이오 클리닉에서는 심한 흡연자 9,000명을 제비뽑기로 두 그룹으로 나눈 후 한 그룹은 의사가 건강검진을 하여 폐암이 발견되면 치료를 하였고 한 그룹은 암 검진조차 하지 않고 방치했다. 건강검진도 안 하고 치료도 안 한 그룹의 폐암 사망률이 높게 나올 것이라는 기대를 갖고 연구를 진행했는데 11년 동안 추적 조사한 결과 전혀 의외의 결과가 나왔다. 암 검진하고 암을 치료했더니 폐암 사망자가 더 많이 나온 것이다. 체코슬로바키아에서도 흡연 남성 630명을 대상으로 추적조사하였는데 미국과 똑같이 결과가 나왔다. 이러한 연구 결과는 건강검진을 받으면 필연적으로 불필요한 치료를 받거나 수술로 인한 후유증, 항암제의 독성, 정신적인 스트레스 때문에 빨리 죽게 된다는 사실을 확실하게 증명하고 있는 것이다.

3. 질병보다 의사들의 의료행위가 더 위험하다

1993년 1월 13일 미국 소비자 보호단체인 랄프내더그룹이 가 미국 병원에서 사망한 사람들의 사망 원인을 3년에 걸쳐 조사한 끝에 발표한 연구 보고서는 "미국 병원에서만 매년 30만 명을 의료 태만행위로 죽인다."고 폭로하고 있다. 죽인다(Kill)는 말은 죽었다(Die)는 말과는 그 의미가 전혀 다르다. 의사들이 질병을 치료하지도 못하는 독성 심한 화학물질을 약이라고 먹게 하거나 불필요한 수술을 하여 신체에 치명적인 충격을 주거나 수술 중 실수로 사람을 죽게 하였다는 의미이다.

대부분의 사람들은 질병에 걸려도 병원 가서 의사들이 주는 약을 받아다 빠뜨리지 않고 꼬박꼬박 열심히 먹으면 치료할 수 있다고 생각하고 있지만 대중요법제는 통증이나 불편한 증상을 일으킨 근본 원인을 치료하는 것이 아니라 일시적으로 느끼지 못하게 할 뿐이므로 병은 점점 더 깊어진다.

노벨의학상에 노미네이트되었던 미국의 저명한 의사 월렉(Wallac) 박사는 미국 전역을 순회하는 건강 관련 강연에서 "제 아내도 의사이고 제 절친한 친구들도 의사이기 때문에 말을 조심하고 꼭 진실만 말씀드리겠습니다. 무모하게 죽지 않기 위하여 지뢰밭을 피해 다녀야 하듯이 의사에게 가는 것을 피하십시오."라고 경고한다.

4. 설사약 먹여 어린아이를 죽인 일본 의사

1990년 일본의 사이타마현 우라와시의 한 유치원에서 오염된 우물물을 마신 유치원 직원과 원생 등 319명이 O-157균에 의한 집단 식중독에 걸렸는데 그들 중 의사가 처방해 준 설사약을 먹은 2명의 어린아이가 사망하였다. 의사는 약을 먹여 설사는 멈추게 하였지만 몸속의 독소가 몸 밖으로 배출되지 않아 두 명의 어린아이가 죽었다. 인체는 오랜 세월 동안 진화하는 과정에서 몸속의 독소를 신속하게 몸 밖으로 내보내려면 설사를 하여야 한다는 사실을 알고 있다. 이처럼 우리 인체는 생명을 유지하기 위하여 정확하고 정교한 시스템을 가지고 있음에도 이를 알지 못하는 무식한 의사는 설사약을 먹여 몸속의 독소가 몸 밖으로 빠져나가지 못하게 함으로써 두 명의 소중한 어린아이가 죽었다. 이것은 엄연한 살인이다.

5. 의사들이 건강 관리 했더니 심장 질환 사망자가 두 배로 증가했다

핀란드의 한 연구팀이
- 콜레스테롤 수치 270mg 이상
- 중성지방 150mg 이상
- 최대 혈압이 160mmHg 이상
- 최소 혈압이 95mmHg
- 표준체중의 120% 이상
- 내당능(耐糖能) 검사에서 1시간 혈당치가 162mg 이상

위의 어느 한 항목에 해당하는 1,200명의 남자들을 600명씩 두 그룹으로 나누고 15년에 걸쳐 연구를 했다.

한 그룹은 의사들이 4개월에 한 번씩 건강 지도를 해 주고 약을 복용하게 하고 나머지 600명은 의사가 아무런 치료도 하지 않고 방치하였다. 그런데 그 결과는 전혀 예상 밖이었다. 의사가 개입한 그룹에서 심장 질환으로 사망한 사람의 수는 방치한 그룹의 두 배 이상이었고 자살이나 사고 등으로 인한 사망자 수도 많았다.

이러한 실증적인 사례들은 사람들이 질병 때문에 죽는 것이 아니라 병을 고치겠다고 병원 가서 귀한 돈 주고 사 먹은 약물의 독성 때문에 죽는다는 사실을 입증하는 강력한 증거가 아니겠는가?

6. 병원은 건강한 사람을 환자로 遁甲(둔갑)시킨다

일본 게이오대학에서 암 전문의로 활약했던 '곤도 마코토'[1]는 그가 쓴 저서 《의사에게 살해당하지 않는 47가지 방법》에서 대부분의 사람들은 "의료행위도 비즈니스(장사)이며 그것이 의사들의 돈벌이 수단임을 제대로 인식하지 못하고 있다. 의사들은 가능한 한 많은 사람들을 환자로 만들어 병원으로 끌어들인다. 한마디로 의사의 감언이설과 위협에 속아 넘어가는 사람은 의사의 봉인 셈이다. 불길로 날아드는 불나방처럼 스스로 의사들에게 달려들어 생명을 단축하는 사람이 너무 많다."고 했다. 그는 여기서 그치지 않고 한 발 더 나아가서 "어찌 보면 의사는 폭력배나 강도보다 더 무서운 존재이다. 폭력배나 강도는 돈을 빼앗으면 생명이나 신체를 절단하지는 않는다. 하지만 의사는 환자를 위협해서 돈을 빼앗을 뿐만 아니라 환자의 몸을 상하게 하고 심하면 생명까지 뺏어간다."고 신랄하게 비난한다. 오죽하면 자기도 의사이면서 같은 동료 의사들을 그처럼 신랄하게 비난했을까?

사람들은 나이를 먹어 감에 따라 신체 각 조직의 기능이 저하되는데 혈액 순환도 예외가 아니다. 혈액 순환이 원활하지 않으면 심

---

[1] 그는 게이오대학을 수석으로 졸업하고 미국서 박사학위를 받고 동기생 중 가장 먼저 모교인 게이오대학 의과대학의 전임 강사가 되었다. 그는 환자를 돈벌이의 대상으로만 보는 기존의 관행에 굴하지 않고 환자를 진정으로 사랑하는 마음으로 돈벌이에 혈안이 된 의료상인들과 끝까지 싸웠기 때문에 한 직급도 승진하지 못하고 전임 강사로 정년퇴직한 용감하고 **훌륭한** 의사다.

장에서 멀리 떨어진 신체 말단 조직의 세포들에게 산소와 영양분을 제대로 공급해 주지 못하기 때문에 이들 세포는 병들어 서서히 죽어 가게 된다. 그러므로 우리 몸은 이러한 사고를 미연에 방지하기 위하여 보다 강한 힘으로 혈액을 밀어 보내므로 혈관 벽에 걸리는 압력이 높아지는데 이는 생명을 유지하기 위한 지극히 당연한 조치로서 우리 인간이 오랜 세월 동안 진화해 오면서 터득한 생존 법칙이다. 그러나 제약회사와 병원은 변화된 환경에 적응하기 위하여 인체가 취하는 지극히 당연한 조치를 고혈압이라는 질병으로 매도(罵倒)하고 약을 먹어 혈압을 내리지 않으면 뇌출혈이나 심장마비 같은 무서운 질병이 발생한다고 공포심을 조장하여 죽을 때까지 약을 사 먹지 않을 수 없게 만든다.

이처럼 병원은 환자를 만들어 내는데 그 방법은 매우 쉽고 간단하다.

우리 인체는 나이를 먹거나 주위 환경이 변화하면 거기에 적응하기 위하여 다양한 변화를 일으키는데 그러한 변화를 질병으로 몰아가는 것이다. 인체의 생리현상 중 수치로 표시할 수 있는 모든 현상에 대하여 기준 수치를 터무니없이 낮거나 높게 설정해 놓고 이 기준을 벗어나는 사람들은 신체에 치명적인 손상을 입거나 사망할 것이라고 겁을 주어 공포심을 조장하기만 하면 된다. 제약회사와 병원과 의사 등 의료상인 3총사는 나이를 먹어 감에 따라 발생하는 지극히 자연스러운 현상에 그럴듯한 새로운 병명을 붙여서 멀쩡한 사람을 환자로 만드는 탁월한 재주를 가지고 있다. 특히 고혈압, 고콜레스테롤 등은 제약회사와 병원이 돈벌이를 목적으로 조작해 낸 대표적인 질병 아닌 질병이다.

7. 많은 사람들을 죽인 의약품

　40년 이상을 일본 국립 도쿄 제2병원 방사선 의학센터와 게이오 대학에서 암 전문의로 활약하였으며 현재는 '곤도 마코토 암 연구소'를 개설하여 암 환자를 진료하고 있는 마코토 소장은 "대부분의 약은 병을 고치는 힘은 없고 부작용은 크다. 감기약이나 해열제라도 아나필락시스(Anaphylaxis: 치명적 쇼크 증상) 반응이 일어날 수 있으며 폐암 치료용 항암제 이레사(Iressa)의 경우 승인 후 3년 동안 이 약을 복용한 8만 6천 800명의 환자 중 588명에 달하는 사람들이 사망했다. 암보다 약이 훨씬 더 무섭다."고 말하고 있다.
　질병을 치료하는 약을 만들어야 할 제약회사가 독약을 만들어 팔아 돈뿐만 아니라 사람의 생명까지 뺏어갔어도 책임을 지는 사람이 아무도 없다. 약을 먹은 사람이 죽어도 죽은 사람의 체질 탓으로 돌려 버리면 그걸로 끝이고 그러한 독약을 만든 제약회사, 그러한 독약을 약이라고 판매한 병원과 의사, 그러한 독약을 제조하고 팔도록 허가해 준 공무원 등 어느 누구도 아무 책임이 없다. 거대한 다국적 제약회사가 사람의 생명 위에 군림하는, 참으로 코미디 같은 희한한 세상이 되어 버렸다.

1) 4만 7천 명을 죽인 '죽음의 진통제' 오피오이드(Opioid)

　미국 질병통제예방센터(CDC)는 2019년 8월 26일 '1990년부터 2017년 사이에 마약성 진통제인 "오피오이드" 남용 때문에 4만 7,600명이 사망했다'고 발표했다. 미국 오클라호마주 법원은 죽음의 진통제를 만들어 판 제약회사 '존슨 앤드 존슨'이 "오피오이드" 복용으로 피해를 입은 사람들에게 5억 7,200만 달러(약 7천억 원)를 배상하라고 판결했다. 이 판결에 대하여 미국의 유력 신문인 워싱턴 포스트(WP)는 "약물 후유증에 대해 제약사에 책임을 물은 기념비적인 판결"이라고 평가했다.

이러한 판결이 나오자 "미국의 거대 제약사인 퍼듀사는 미국 10여 개 주에서 진행 중인 2천여 건의 소송에 대하여 13조에서 15조 원(100억 달러에서 120억 달러)에 달하는 어마어마한 돈을 지불할 테니 합의하자는 제안을 했다."고 CNBC방송이 보도했다.

2) 많은 신생아를 죽인 탈리도마이드(Thalidomide)

1956년 서독에서 수면제, 진정제로 개발된 탈리도마이드(Thalidomide)는 진정, 수면 효과 외에도 임신 초기 입덧을 완화하는 효과가 있다고 소문나 많은 임산부가 복용하였는데, 이 약을 복용한 46개국의 임산부가 출산한 5-6천 명의 아이들이 사망했고 팔다리가 짧고 몸통에 붙어 있는 '해표상기형'이라는 선천성 기형아가 1만 명 이상 태어났다. 결국 이 약은 1962년 판매가 중지됐다.

8. 질병을 일으키는 의약품

식품의약품안전처에 따르면 당국에 신고된 의약품 부작용 건수는 2015년 19만 8,037건으로 2005년(1,841건) 이후 10년 새 약 107배로 늘었다. 세브란스 병원 임상약리학과 박민수 교수는 "의약품 부작용 중에는 심근경색, 뇌졸중 등 생명까지 위협할 수 있는 것이 있다."고 말한다.

의사의 처방전 없이 과자 사 먹듯 아무나 쉽게 사 먹을 수 있는 아스피린도 위벽 손상, 혈액 응고 지연, 적혈구 파괴, 생리 시 출혈 증가, 분만 지연 등과 같은 많은 부작용이 발생하고 있다. 캘리포니아 주립대학연구팀은 감기약과 해열제의 주성분인 '아세트아미노펜'을 하루에 4g 이상 먹게 되면 간이 손상을 입게 되어 간 이식을 받아야 할 정도로 상태가 나빠지거나 심지어 사망할 수도 있다고 경고하고 있다.

영국은 2009년에 6세 미만 어린이에게 감기약을 사용해선 안 된다는 지침을 발표했으나 우리나라 식품의약품안전처는 지난 9월 약국에서 판매하는 어린이 감기약 주의사항에 '만 2세 미만에게 투여하지 않는다'는 문구를 넣도록 했는데 이는 제약업자의 돈벌이에 방해를 주지 않기 위하여 2~6세까지의 어린아이들의 건강은 무시하는 처사가 아닐까?

비교적 안전하다고 하여 약국에서 누구나 쉽게 사 먹을 수 있는 해열제와 종합감기약도 간에 심각한 손상을 일으킬 수 있는 심각한 독성을 가지고 있는데 약사조차도 팔지 못하고 의사만 팔 수 있는 약물들은 그 독성이 얼마나 심하겠는가?

1966년 미국 메사추세츠주(州)의 한 의사가 일반적으로 중년의 여성에게서 나타나는 질암(窒癌)을 10대 소녀에게서 발견하고, 그 원인을 추적조사한 결과 어머니가 임신 중 유산방지제로 사용한 합성호르몬제 디에틸스틸베스트롤(DES)을 복용했기 때문이라고 발표했다. 임산부가 약을 복용하여 발생하는 부작용은 약물을 먹은 본인뿐만 아니라 태어난 아이들에게도 나타나므로 임산부들은 약물 복용에 특별한 주의를 기울여야 한다.

모든 약은 독성이 심하여 토양을 오염시키고 거기서 흘러나온 오염물질이 강과 바다를 오염시키기 때문에 일반 쓰레기로 버리지 못하고 별도로 분리수거를 해야 한다는 사실을 모르는 사람은 거의 없을 것이다. 그럼에도 불구하고 쓰레기 처리장에도 버리지 못하는 독성 화학물질을 귀한 돈 주고 사서 매일매일 꼬박꼬박 몸속에 집어넣고 있으니 얼마나 어리석은 일을 하고 있는 것인가? 독성물질인 약을 몸속에 집어넣어도 그 양이 많지 않고 간과 신장이 약물의 독성을 해독해 주기 때문에 즉시 어떤 문제가 발생하지는 않으나 오랜 기간 동안 약물을 몸속에 집어넣으면 혹사당한 간과 신장의 기능이 저하되어 면역력이 약해지기 때문에 각종 질병이 발생하는 것은 단지 시간문제일 뿐이다. 따라서 사건, 사고 등으로 부상을 당하면 어쩔 수 없이 항생제 같은 약물을 복용하지 않을 수 없지만 증상이 호전되면 가능한 한 빨리 중단해야 한다. 사고로 인한 부상을 제외하고 우리가 앓고 있는 모든 질병은 혈관이 좁아지거나 막혀서 우리 몸을 구성하고 있는 60조에 달하는 세포들에게 산소와 영양분을 충분히 보내 주지 못하기 때문에 발생하는 것이므로 막히고 좁아진 곳을 뚫어 주어 기혈(氣血)이 잘 흐르게 되면 우리 몸을 구성하는 세포들에게 영양분과 산소를 잘 공급해 주기 때문에 모든 질병은 서서히 소리 소문 없이 사라진다.

원래 허약한 몸을 가지고 태어난 필자는 초등학교 다닐 때 교장 선생님 훈시를 듣고 있던 중 운동장에서 쓰러지기도 했다. 그 후로도 일 년 내내 감기 아니면 위장병을 달고 살 정도로 허약하였으나 64살이던 2010년 3월 11일 동아일보가 주최한 서울국제마라톤에 참가하여 시청광장에서 종로와 동대문을 거쳐 잠실 종합운동장까지 21.0975km(하프 코스)를 완주한 후 2011년까지 하프 코스를 7번 완주하였다. 무슨 약을 먹어서 건강해졌냐고들 묻곤 하는데, 약을 먹어서가 아니라 약은 물론이고 비타민 미네랄 같은 영양제 한 알도 먹지 않았기 때문이다. 침과 뜸을 공부한 이후 모든 불편한 증상을 집에서 침, 뜸을 직접 시술하여 치료하고 병원은 물론 약국 한 번 가지 않았기 때문에 근 20년간 감기 한 번 안 걸렸고 또래 나이의 사람들에 비하여 비교적 건강하게 살고 있다.

몸에 불편한 증상이 발생하면 즉시 한의원에 가서 침이나 뜸 치료를 받으면 된다. 모든 약은 독성을 가지고 있어 토양은 물론 강과 바다까지 오염시키기 때문에 일반 쓰레기로 버리지 못하고 특수 처리하여야 하는 독성물질이므로 응급 상황이 발생하지 않는 한 절대로 몸속에 넣어서는 안 된다. 약을 끊어도 몸에 축적된 약물의 독성이 모두 빠져나가려면 시간이 좀 걸리기 때문에 즉시 건강해지지는 않지만 일정한 시간이 지나면 건강해지게 된다.

1) 간을 손상시키는 타이레놀(서방형)과 펜잘

2018년 3월 17일 유럽집행위원회(EC)는 해열, 진통제로 쓰이는 "아세트아미노펜 서방형"의 판매를 금지했다. 서방형은 약효가 오래 지속되게 하기 위하여 약물이 서서히 방출되도록 만든 약품이다. 이러한 약들은 간 손상 등 부작용이 상당히 심각한 화학물질이지만 약효가 천천히 나타나기 때문에 과다 복용할 우려가 많아 유럽에서는 판매금지라는 극단적인 조치를 취한 것이다.

미국 FDA(식품의약국)는 2011년 1월 '아세트아미노펜'이 주성분인 타이레놀, 펜잘 등의 약품은 제품 설명서에 "심각한 간 손상 및 호흡곤란, 가려움, 발진 등의 알레르기 반응을 일으킬 가능성이 있다"는 경고를 표시하도록 조치하였으며 한 번에 투여할 수 있는 최대 용량을 325mg (0.325g)으로 제한했다.

그러나 우리나라의 타이레놀 이알서방정은 아세트아미노펜 함량이 650mg으로 미국의 허용량보다 두 배나 많은데도 전문 의약품으로 분류되지 않아 과자 사 먹듯 누구나 쉽게 사 먹고 있어 많은 부작용을 일으키고 있다. 식약청이 민주당 이낙연 의원에게 제출한 자료를 보면 2010년 3월부터 2011년 2월까지 1년간 타이레놀, 펜잘 등 아세트아미노펜 제제의 부작용 접수 건수는 2,206건에 달했는데도 우리나라 식약청은 아무런 규제를 하지 않고 있으니 국민의 건강을 위한 기관인지 제약업자들의 이권을 보호해 주는 기관인지 알

수가 없다.

미국 워싱턴대 의약화학과 시드 넬슨 박사팀이 독극물학지(Journal Chemical Research in Tocicology)에 발표한 연구 결과에 따르면 약의 독성을 줄여 주는 '대장균 박테리아'를 아세트아미노펜과 카페인의 혼합물에 노출시키고 영향을 관찰한 결과, 아세트아미노펜과 카페인에 각각 노출시켰을 때보다 독성물질인 'NAPQI(N-acetyl-p-benzo quinone imine)'가 3배 더 만들어졌다. 물론 사람을 대상으로 한 실험이 아니기 때문에 결과가 똑같지 않을 수는 있지만 아세트아미노펜을 주성분으로 한 감기약과 진통제(타이레놀)를 복용했다면 가능한 한 카페인 함량이 높은 커피나 카페인 음료는 마시지 않는 것이 좋을 것 같다.

2) 수면유도제인 '항콜린제'는 치매를 일으킨다

2016년 7월 26일자 미국 의학협회 저널(JAMA)에 게재된 연구에 따르면, 미국 워싱턴대학 그레이 교수팀이 치매에 걸리지 않은 65세 이상 3,434명을 대상으로 조사한 결과, 알레르기약이나 수면유도제로 흔히 쓰이는 '항콜린제'를 3년 이상 복용한 사람은 그렇지 않은 사람에 비해 알츠하이머 치매에 걸릴 위험이 최고 63% 높았다. 항콜린 성분은 학습 능력이나 기억력을 활성화시키는 '아세틸콜린(Acetylcholine)'의 분비를 차단하기 때문에 치매에 걸릴 위험이 높아진다.

3) 불면증약 '벤조디아제핀'은 치매 위험을 51% 높인다

지난 2014년 프랑스와 캐나다 공동 연구팀이 캐나다에 거주하는 알츠하이머병 환자 2천 명을 대상으로 연구를 한 후 "불면증과 불안증 치료에 쓰이는 신경안정제인 벤조디아제핀(Benzodiazepine)을 3개월 이상 복용하는 사람들은 치매 위험이 최대 51%까지 증가했다"는 연구 결과를 발표했다.

4) 항히스타민제(감기, 멀미약, 다이어트약)는 녹내장 위험을 높인다

누구나 약국에서 쉽게 사 먹을 수 있는 감기약, 멀미약 등 일반의 약품도 실명을 유발하는 대표적인 안과 질환의 하나인 녹내장을 일으킬 가능성이 있다. 이들 약의 주성분인 항히스타민제(Antihistamine)는 동공을 확대시켜 안구 내에 있는 방수(각막에 산소를 공급하고 노폐물 배출을 위해 채워져 있는 액체)가 원활하게 빠져나가지 못하기 때문에 안압이 높아지고 급성 폐쇄각 녹내장으로 이어질 수 있다.

5) 스테로이드(Steroid) 제제는 비타민 D의 합성을 방해한다

위장약(위산분비억제제), 관절염, 아토피 등에 사용하는 스테로이드는 체내에서 비타민 D 합성 작용을 방해한다. 그동안 비타민 D 부족은 골다공증이나 골절 위험 등을 높이는 것으로만 알려져 왔으나 최근에는 대장암, 유방암, 전립선암, 고혈압, 당뇨 및 면역 질환 등 수많은 질병의 발병 위험을 높인다는 연구 결과가 많이 나오고 있다.

6) 아스피린(Aspirin)

두통, 치통, 생리통에 효과가 있고 특히 피를 맑게 해 주어 혈전을 예방한다고 소문이 나서 고혈압, 동맥경화, 콜레스테롤 등 심혈관 질환을 우려하는 중년 이후의 사람들 중에는 밥 먹듯이 매일 복용하는 사람도 있다. 그러나 아스피린은 심혈관계 질환을 치료하거나 예방하기는커녕 오히려 뇌출혈과 위장관 출혈을 일으키는 등 심각한 부작용을 가진 약물이다.

영국 의약품 규제 기관인 MHRA는 16세 이하의 어린이들이 아스피린을 복용하면 레이증후군[2]을 유발할 수 있다는 이유로 2003년 10월 1일부터는 "아스피린 성분이 포함된 모든 약에 '의사의 권고 없이 16세 이하의 어린이에게 투여하지 마시오'라는 경고 문구를 넣어야 한다."고 발표하였다.

2014년 일본의 연구팀이 60~85세의 일본인 중 고혈압, 당뇨병, 고지혈증을 앓는 1만 4,464명을 두 그룹으로 나누고 그중 한 그룹은 아스피린을 복용하게 한 뒤 5년간 추적 관찰한 결과 심근경색과 뇌

---

[2] 이 증후군은 상기도 감염, 인플루엔자, 때로는 수두 같은 바이러스 감염의 증상으로 시작한다. 5~7일 후, 소아는 매우 심한 메스꺼움과 구토를 하고 일부 소아의 경우 간이 제대로 기능하지 않아, 혈액 응고 문제 및 출혈과 혈액 내 암모니아 축적을 초래하여 무기력해지고, 방향감 상실, 및 초조감이 나타나고 사망하는 경우도 있다.

졸중의 총 발생률은 아스피린을 안 먹은 그룹에서는 0.42%가 발생하였으나 아스피린을 먹은 그룹에서는 1.41% 발생한 것으로 나타났다. 심혈관계 질환을 예방하고자 귀한 돈 주고 아스피린을 사 먹었는데 3배(336%)도 넘는 사람들이 심혈관계 질환에 더 많이 걸렸다. 식약청은 2009년 10월 심장발작 및 뇌졸중 등 심혈관 질환의 예방을 위하여 저용량의 아스피린을 사용하고 있으나 출혈성 위궤양, 천식, 발진, 부종, 이명, 난청, 현기증. 두통, 등 심각한 알레르기 증상이 나타날 위험이 크기 때문에 심혈관 질환 예방약으로 승인하지 않는다고 공시했으며 대한당뇨병학회, 대한뇌졸중학회, 대한고혈압학회가 작성한 진료 지침에도 "고혈압, 고지혈증, 당뇨병을 앓는다는 이유만으로 아스피린 복용을 권하지 말라"고 명시하고 있다.

   대한약사회와 한국제약협회가 공동으로 설립한 공익법인인 약학정보원에서도 아스피린은 쇼크 및 호흡곤란, 혈관부종, 두드러기, 가려움, 코막힘, 비염, 결막염, 중독성 표피 괴사증, 재생불량성 빈혈, 백혈구감소, 혈소판 기능 저하, 식욕부진, 위통, 구역질, 구토, 간, 심장, 신장의 장애, 급성신부전, 호흡기 장애 등을 유발할 수 있으므로 신중히 투여하여야 하며 그 외에 임신부와 만 15세 미만의 소아도 신중하게 투여하라고 권고하고 있으며 특히 소화성 궤양, 기관지 천식, 간 장애, 신장 장애, 심장 기능 이상, 출혈 경험이 있는 사람은 투여하지 말라고 경고하고 있다.

9. CT 방사선은 1급 발암물질이다

　세계보건기구(WHO)는 CT(컴퓨터 단층촬영) 촬영 시 나오는 방사선을 1급 발암물질로 분류하고 있지만 특히 우리나라 사람들은 CT 촬영 시 분출되는 방사선이 유전자를 교란하여 암을 일으킬 위험이 매우 높은 무서운 광선이라는 사실을 잘 모르고 있다.
　국제방사선방호위원회가 정한 CT 촬영 시 방사선 피폭량 기준은 1mSv(1미리시버트)이지만 복부·골반·흉부 CT 촬영 시 방출되는 방사선 피폭량은 10mSv이고 PET-CT는 20mSv에 달해 기준을 10배에서 20배나 초과하고 있다.
　미국 컬럼비아대 연구팀이 1980년 이후 CT 촬영 증가율과 건강과의 상관관계를 조사한 결과를 2007년 11월 29일 '뉴잉글랜드 저널 오브 메디신(The New England Journal of Medicine)'에 발표하였는데 그 결과를 요약하면 다음과 같다.

① CT 촬영 시 나오는 방사선량은 일본 원폭 투하 당시 원폭이 떨어졌던 지점에서 약 3km 떨어진 사람이 흡수한 양과 같다.
② 미국 내 CT 촬영으로 인한 개인별 방사능 노출량은 1980년보다 약 2배 증가했으며, 최근 수년간 발생한 미국 내 암 환자 중 1.5~2%는 그 원인이 CT 촬영 때 나오는 방사선에 의한 것으로 밝혀졌다.

전체 암 환자의 1.5~2%는 CT 방사선 때문에 암에 걸린 것이라는 미국 컬럼비아대 연구팀의 계산 방식에 따르면 우리나라는 매년 약 4천에서 5천 명 정도의 사람이 무분별한 CT 촬영 때문에 암 환자가 된다고 볼 수 있다. 모커리 병원의 최정철 원장은 "CT를 1~2주 간격으로 연속 2회만 촬영해도 유전자가 돌연변이를 일으킬 가능성이 있으며 1년에 5회 이상 CT를 촬영하면 치명적인 영향을 초래할 수 있다."고 경고하고 있다.

2019년 우리나라의 의료 방사선 피폭량은 2.42mSv로 유럽 평균 0.97mSv과 비교하면 2.5배에 달하는 높은 수치다. 2020년 OECD 보건 통계에 따르면 우리나라 의료기관들은 인구 100만 명당 38.6대의 CT 촬영 장비를 가지고 있는데 OECD 국가 평균인 27.4대보다 40% 이상 많이 가지고 있다. 이러한 통계는, 질병 진단 목적으로만 사용하여야 할 CT를 돈벌이 수단으로 사용하고 있다는 의심을 지울 수 없다. 우리나라 병원은 수입을 많이 올리기 위하여 꼭 필요하지 않은 CT를 무분별하게 마구 찍어 대서 'CT 공화국'이라는 오명이 붙어 있을 정도다. 이런 일이 가능한 것은 대부분의 사람들은 CT가 유전자를 교란하여 암을 일으키는 무서운 방사선을 내뿜는다는 사실을 모르기 때문에 의사가 돈벌이를 목적으로 불필요한 CT를 마구 찍어 대도 순순히 응하기 때문이다.

병원도 사업이니 돈을 벌기 위해서는 가급적 CT를 찍으려고 하지만 CT 찍을 때 나오는 방사선이 지극히 위험한 발암물질이라는 사실을 명심하고, 의사들이 불필요한 CT 촬영을 요구하면 단호하게 거절할 수 있는 용기를 가져야 한다.

제2장

질병의 예방

행복한 삶을 살아가기 위하여 가장 중요한 것은 건강이다. 따라서 많은 사람들이 건강한 삶을 살기 위하여 많은 노력을 하고 있고 각종 의료산업은 나날이 번창하고 있지만 질병으로 고통받고 살아가는 질병 수명은 매년 늘어만 가고 있다. 2020년 6월 통계청이 발표한 자료에 의하면 2018년 한국인의 기대수명은 82.7세로 6년 전인 2012년에 비하여 비교하면 2.5세 늘었지만, 건강수명은 65.7세에서 64.4세로 오히려 줄어들고 있다. 이는 죽기 전까지 18년 동안 각종 질병으로 고생하며 산다는 것을 의미한다.

현대의학은 각종 항생제의 개발 덕분에 많은 감염성 질환을 치료할 수 있게 되었으며 특히 인공관절을 비롯한 여러 종류의 인공장기 분야에서 괄목할 만한 발전을 이뤄 많은 사람들에게 희망을 주고 있는 것은 사실이다. 그러나 현대의학은 암, 고혈압, 당뇨 같은 만성병은 물론 그 흔한 감기 하나 제대로 고치지 못한다. 그러므로 건강하게 살려면 질병에 걸리기 전에 사전에 예방하는 것이 가장 좋은 길이다.

모든 질병을 약으로 치료하려고 하는 현대의학의 한계를 절감하고 고민하던 미국이 세계 최고의 권위를 가진 수백 명의 전문가와 수십 개의 연구기관을 동원하여 연구한 결과 '잘못된 식생활'이 질병을 일으키는 가장 큰 요인이라고 결론 내렸다. 이제 '잘못된 식생활'이 거의 모든 질병의 근본 원인이라는 사실은 의학계의 정설이 되었다. 따라서 질병에 걸리지 않으려면 가장 먼저 해야 할 일은 잘못된 식생활을 바로잡는 것이다. 그러나 어떤 음식을 먹는 것이 나쁜 식생활이고 어떤 음식을 먹는 것이 좋은 식생활인지 알기가 쉽지 않다. 어떤 학자는 채식을 하라고 권고하고 다른 학자는 양질의 동물성 단백질을 충분히 섭취하지 않으면 영양실조에 걸린다고 서로 다른 주장을 하고 있어 이런 분야에 전문 지식이 없는 일반 국민들은 무엇을 먹어야 할지 상당히 혼란스럽다.

　수년 전에 적당량의 포도주를 매일 마시면 심장 건강에 매우 좋다는 연구 보고서가 발표되자 우리나라에서 포도주 열풍이 분 적이 있었다. 이 보고서의 주장대로 포도주가 심장 건강에 도움을 준다면 포도주를 제일 많이 마시는 프랑스는 심장병에 걸리는 사람이 적어야 한다. 그러나 연구 결과와는 정반대로 세계에서 심장병 환자가 제일 많은 나라가 프랑스다. 왜 그런 이상한 연구 결과가 나왔을까? 그 이유는 바로 돈이다. 포도주 생산자 협회로부터 연구비 명목으로 돈을 받은 학자들이 포도주가 심장에 좋다고 주장하는 것은 지극히 당연한 것 아닌가? 쌀을 발효시켜 만들었든 포도를 발효시켜 만들었든 둘 다 똑같은 알코올이기 때문에 위와 간과 그리고 신장에 부담을 준다는 것은 누구도 부인할 수 없는 엄연한 사실임에도 그러한 논문이 나오고 있다.

　이름이 꽤 알려진 어느 의사는 TV에 출연하여 "목마를 때 물을 먹듯이 먹고 싶은 음식, 입에서 당기는 음식은 내 몸이 필요해서 찾는 것이므로 그런 음식을 즐겁게 먹으면 된다."고 주장한다. 전문 지식이 없는 사람들이 들으면 제법 그럴듯하게 들리기 때문에 상당히 많은 사람들이 그 말을 맹신하고 따라 한다. 그러나 목이 마를 때 물을 먹고 싶은 것과 입맛에 길들여진 음식을 먹고 싶은 것은 전혀 차원이 다른 문제다. 우리 몸에 칼슘이 부족하면 칼슘이 많이 들어 있는 멸치나 치즈가 먹고 싶어진단 말인가? 우리의 입맛은 그렇게 논리적으로 형성된 것이 아니라 오로지 과거에 먹던 식습관에 길들여져 있을 뿐이다.

인공 향료, 인공 감미료, 인공 색소, 방부제 등 많은 화학물질을 첨가하여 만드는 햄과 소시지, 아이스크림, 콜라 등 가공식품을 많이 먹고 자란 아이들은 그 맛에 길들여져 성인이 되어도 그러한 먹거리를 좋아한다. 이러한 현상은 여러 종류의 인공 향료를 조합하여 만들어 낸 가공식품의 오묘한 맛에 중독되었기 때문이다. 따라서 내가 먹고 싶은 것은 내 몸이 필요로 하기 때문이라고 생각하고 나쁜 음식을 계속 먹는 것은 질병으로 가는 지름길이다.

암, 당뇨병, 고지혈증, 동맥경화증, 협심증, 심근경색증, 뇌졸중, 만성폐쇄성폐질환, 퇴행성관절염, 비만 등의 성인병을 가지고 있는 사람들은 대부분 가공식품, 청량음료 등 나쁜 음식을 많이 먹었거나 자기가 잘 소화·흡수할 수 없는 음식을 많이 먹었기 때문이다. 따라서 성인병을 가지고 있는 사람들은 기존의 식습관을 대폭 바꿀 필요가 있다. 자기가 즐겨 먹던 음식을 줄이고 자주 먹지 않던 음식을 많이 먹는 지혜가 필요하다.

1. 좋은 식습관을 유지하라

1) 가공식품을 멀리하자

　제2차 세계대전 이후 급속히 발달한 석유화학공업이 만들어 낸 수많은 유해화학물질들이 가공식품에 첨가되어 몸속에 침투해 들어온다.

　세계보건기구(WHO) 산하기관인 '국제 암 연구소(IARC)'는 2015년 10월 26일 햄, 소시지 등의 육가공품을 담배, 술과 같은 1군 발암물질로 분류했다. 이 내용은 10개국 전문가 22명이 모여 육류 섭취와 암의 상관관계에 대한 800여 건의 연구 결과를 검토한 후 결정한 것이다. 햄, 소시지 등 모든 육가공품은 먹음직스럽게 보이게 하기 위하여 발색제(發色劑)인 아질산나트륨을 첨가하는데 이 물질은 음식 속 단백질의 아민(Amine) 성분과 결합하여 발암물질인 '니트로소아민(Nitrosoamine)을 만들어 내기 때문이다.

　그 외에도 육가공 식품에는 수영장 물을 소독하기 위하여 사용하는 미생물 살충제인 '차아염소산나트륨(양잿물로 알려진 수산화나트륨 용액에 염소가스를 흡수시켜 만든다)'을 첨가하고 있는데 이 물질은 암을 유발하고 피부염을 일으키고 고환을 위축시키는 독성이 심한 물질로 알려져 있다.

　2008년 840명을 대상으로 조사한 결과 일주일에 1~2차례 가공육을 섭취한 사람들은 전혀 가공육을 먹지 않는 사람들에 비해 사람의 수명을 좌우하는 텔로미어[3] 길이가 짧은 것으로 나타났다.

각국 정부는 유해화학물질들로 만드는 식품 첨가물을 일정량 이상 사용하지 못하게 규제하고 있어 그 양이 많지 않고 위, 간, 신장 등의 장기에서 분해 처리하기 때문에 즉시 어떤 문제가 발생하지는 않지만 나이를 먹거나 다른 질병으로 인하여 간이나 신장의 기능이 떨어져 독성물질을 제대로 중화시키지 못하게 되면 각종 질병을 일으키는 원인이 된다.

요즈음 수많은 2~30대 젊은 사람들이 암, 당뇨, 동맥경화 등 각종 성인병에 걸리는 것은 아주 어려서부터 먹고 마시고 몸에 발랐던 독성이 강한 수많은 유해화학물질들이 몸속에 침투해 들어가 축적된 결과로 판단된다.

많은 사람들이 즐겨 먹는 햄, 라면, 케이크, 아이스크림, 두유 및 마요네즈, 케첩은 물론 아무 의심 없이 매일 먹는 간장(메주를 띄워 자연 발효시키는 조선간장을 제외한 산분해 간장)까지 모든 가공식품들은 타르색소, 발색제, 미생물 살충제인 방부제, 합성계면활성제, 팽창제, 제습제, 인공 향료, 설탕보다 수십 배나 달면서 값은 저렴한 인공 감미료 등 수많은 종류의 유해화학물질들을 첨가하여 만든다.

세계보건기구와 각국 정부는 유해화학물질들의 독성이 매우 강하기 때문에 무분별하게 사용하지 못하도록 규제를 한다고 하지만 이 규제는 당해 품목당 사용량만을 규제하기 때문에 우리들이 먹는

---

[3] 텔로미어(Telomere)는 염색체 양쪽 끝에 있는 염기서열 부위를 말하는데 세포가 분열을 할 때마다 조금씩 짧아져 텔로미어가 모두 없어지면 세포가 죽게 되고 종국에는 사람도 죽게 된다.

여러 종류의 가공식품에 들어 있는 독성물질의 총량은 파악할 방법이 없고 규제할 방법도 없으므로 품목당 사용량을 기준으로 하는 독성물질에 대한 규제는 있으나 마나 한 것이다. 모든 가공식품은 인공 색소, 발색제, 착색제, 인공 감미료, 인공 향료 등 최소한 7~8가지 이상의 유해화학물질을 첨가하여 만들기 때문에 근본적으로는 모든 사람에게 해로운 나쁜 음식이므로 가능한 한 먹지 말아야 하고 어쩔 수 없이 먹게 되는 경우에는 가능한 한 적게 먹도록 노력해야 한다. 가공식품 업체들은 유기농 천연 재료를 사용하였다고 소비자들을 현혹하여 비싼 값에 팔고 있지만 천연 재료가 많으면 많을수록 그에 비례하여 독성이 심한 방부제(방부제는 나쁜 미생물만 골라서 죽이는 것이 아니라 우리 몸을 만들고 있는 미생물인 세포까지 무차별적으로 죽임)를 많이 첨가하여야 하기 때문에 오히려 더 해로울 수 있다.

특히 문제가 되는 것은 염산으로 만드는 "산분해 간장"이다.

간장은 제조 방법에 따라 진간장(조선간장), 양조간장, 산분해 간장, 혼합간장 등 네 종류가 있는데 콩을 삶아 오랜 시간 동안 발효시킨 메주로 만드는 전통 간장을 진간장(조선간장)이라 하고, 대두박[4]에 쌀, 보리, 밀 등의 전분과 누룩 곰팡이균을 넣어 발효시킨 뒤 속성으로 만드는 간장을 양조간장이라 한다.

문제는 '산분해 간장'과 혼합간장에 있다. 산분해 간장은 대두박

---

[4] 과거에 간장의 원재료명에는 대두박(大豆粕)이라고 써 있었는데 언제부터인지 탈지대두라고 고쳤다. 간장은 콩에서 기름을 빼고 난 콩 찌꺼기를 헐값에 수입해서 만들었기 때문에 원재료명을 대두박이라고 표기했으나, 콩 찌꺼기로 간장을 만들었다면 소비자들이 좋지 않게 생각할 것을 염려하여 탈지대두(脫脂大豆)라고 원재료명을 변경했다.

을 독극물인 염산에 담가 녹여서 추출한 단백질로 만드는데 이 단백질은 피부를 녹일 정도로 강한 산성을 가지고 있고 악취가 심하기 때문에 또 다른 독성물질인 수산화나트륨(양잿물)을 첨가하여 중화시킨 후 간장 맛이 나는 인공 향료를, 간장 색을 내기 위하여 캐러멜 색소를 첨가하고 그 외에도 방부제, 인공 조미료(MSG) 등 우리 몸에 해로운 여러 종류의 유해화학물질들을 첨가하여 만든다. 1990년대 후반에 이미 '산분해 간장'에는 암과 불임을 유발하는 독성물질이 있다는 연구 논문이 나와 논란이 되었는데 아직도 버젓이 팔리고 있다.

국내의 유명한 간장 제조 업체인 ㅇㅇㅇㅇ는 산분해 간장에 양조간장을 겨우 7% 섞어서 만든 혼합간장을 '진간장'이라는 이름으로 팔고 있다. 값이 좀 비싸더라도 많이 먹는 것이 아니므로 메주를 자연 발효시켜 만드는 재래식 조선간장을 사 먹는 것이 가장 안전하다.

거의 모든 식당에서는 '산분해 간장'을 사용하므로 외식할 때는 가급적이면 간장 대신 소금을 이용하고 간장으로 요리한 음식은 자주 먹지 않는 것이 좋다.

2) 당분 섭취를 줄여라

당분은 밋밋하고 단조로운 맛이 나는 음식을 달콤하고 감칠맛 나게 바꾸기 때문에 아이들은 물론 성인들까지도 좋아한다. 하지만 당분은 음식을 달달하게 만드는 즐거움을 주는 대신 그보다 더 큰 해를 끼치고 있다. 과잉 당은 거의 모든 질병의 주된 원인이 되고 있다. 설탕이 건강에 나쁘다는 사실이 알려지자 설탕 대신 인공 감미료를 선호하는 사람들이 늘어나고 있지만 이것도 몸에 안 좋기는 설탕과 마찬가지다. 설탕보다 더 해롭다고 주장하는 사람들도 있다.

영양 저널(Journal of Nutrition)에 발표된 연구 논문에 따르면 동물 실험 결과, 설탕보다 액상 과당(옥수수전분을 가공하여 만들기 때문에 설탕보다 가격이 싸다)을 먹었을 때 수명이 더 짧아지는 것으로 나타났다. 특히 암컷 쥐에게 더 해로운 영향을 미쳐 생식 기관의 건강을 해치고 수명을 단축시켰다. 또 다른 연구에서는 액상 과당의 과도한 섭취가 뇌의 기능을 떨어뜨리고 기억력과 학습 능력을 손상시킨다는 점을 발견하기도 했다.

포도당은 몸속 모든 세포에서 대사가 이뤄지지만 과당은 오로지 간에서만 대사가 이루어지는데 필요 이상의 많은 당이 간에 들어오면 지방인 글리코겐(Glycogen)으로 바꿔 저장하기 때문에 지방간의 위험을 높이고 혈액 속으로 들어가 중성지방 수치를 높이며 대사 과정에서는 요산을 만들어 낸다.

미국 질병통제예방센터(CDC)의 연구 결과를 보면 설탕을 과다 섭취하는 사람은 설탕이 조금 첨가된 음식만을 먹는 사람과 비교해 심장 질환으로 사망할 위험이 3배나 높았으며, 킹스칼리지 런던의 존 유드킨 교수는 심장 질환을 비롯한 여러 고질병을 일으키는 주범이 지방이 아니라 당분이라는 주장을 이미 1957년에 내놓았으며, 최근의 연구 결과들도 만병의 근원인 비만은 동물성 지방이 아니라 설탕과 액상 과당, 인공 감미료 같은 단순당이 원인이라고 밝히고 있다.

미국의 소아 내분비 전문의 로버트 러스티그 박사는 그의 저서에서 "설탕은 미국인 비만의 최대 가해자다. 설탕은 비만과 당뇨를 일으킬 뿐 아니라 인슐린 저항성, 심혈관 질환, 뇌졸중, 심지어 암의 원인이 될 수 있다."고 밝히고 있다.

미국 캘리포니아 주립대학교에서 32명의 과체중 성인을 대상으로, 한 그룹은 하루 총 섭취 에너지의 25%를 포도당 음료로, 다른 그룹에서는 설탕과 액상 과당으로 만든 과당 음료로 섭취하게 했다. 12주 후 두 그룹을 비교해 보니 "포도당 그룹과 달리 과당 그룹에서는 내장지방, 나쁜 콜레스테롤(Ldℓ), 중성지방 수치가 증가했고 간에 지방이 더 많이 쌓였으며 인슐린 저항성도 증가했다."고 발표했다.

스위스의 취리히공과대학(ETHZ) 연구팀이 네이처(Nature)지에 발표한 연구 결과를 보면 과일에 함유된 일반적인 과당은 별문제가 되지 않지만 과일 주스, 지나치게 과당이 첨가된 음식을 과잉 섭취하면 심장 근육을 확대시키기 때문에 심할 경우 심장마비를 일으키는 요인이 된다.

많은 사람들이 설탕이 수많은 질병의 원인이 된다는 사실을 알기 시작하고 설탕을 피하는 사람들이 점점 늘어나게 되자 식품업자들은 설탕 대신 인공 감미료, 액상 과당 등을 넣고 'No Sugar'라는 문구를 앞세워 소비자들을 현혹하고 있다. 그러나 이러한 물질들도 건강에 해롭기는 마찬가지다. 곽수현 서울대병원 내분비대사내과 교수는 "설탕 대용으로 사용하는 액상 과당 함유 음료를 하루 2잔 마시면 그렇지 않은 경우보다 당뇨에 걸릴 확률이 60% 이상 높다."고 주장한다.

아스파탐, 아세설팜칼륨 등의 합성 감미료는 개발 당시부터 뇌에 장애를 일으킬 위험이 있다는 의심이 있었으나 설탕의 200배에 달하는 단맛을 내지만 설탕보다 값이 매우 싸기 때문에 식품업자들이 아주 좋아하는 물질이다. 탄산음료에 첨가하는 이러한 물질들은 우리 몸에서 분해될 때 메탄올(공업용 알코올)을 생성하고 이 메탄올이 포름알데히드(Formaldehyde)로 변하여 피하지방에 축적되어 뇌종양을 유발한다고 보고 있다. 최근 이태리 연구팀이 4천 마리 이상의 쥐를 대상으로 진행한 연구 결과에 의하면 아스파탐이 쥐에게 백혈병, 임파종, 유방암 등을 유발할 수 있는 것으로 나타났다. 연구팀은 '환경보건전망 저널'에 이 같은 연구 결과를 발표하며 아스파탐의 사용을 규제하는 조치가 검토되어야 한다고 말했다.

당분 과잉 섭취가 대부분의 질병을 일으키는 요인이 된다는 수많은 연구 보고가 발표되고 현명한 미국 소비자들이 당분이 많이 든 음식과 음료를 기피하는 사태에 이르게 되자 매출 감소를 우려한 기업들이 설탕과 인공 감미료의 사용을 대폭 줄이기 시작했다. 1년 매출액이 192억 달러에 달하는 미국의 거대 식품기업인 제너럴 밀스는 "지난 2007년 이래 어린이용 시리얼 제품들의 설탕 함유량을 평균 16% 이상 낮췄고, 2011년 1월부터는 어린이용 시리얼 제품들의 1회당 설탕 섭취량을 10g 이하로 줄였으며, 펩시콜라사는 '카페인이 없는 다이어트 펩시'와 '와일드 체리 다이어트 펩시' 등 다이어트 계열 제품에서 설탕 대신 첨가하는 인공 감미료인 아스파탐을 사용하지 않기로 결정했다."고 밝혔다. 그러나 요즘 우리나라에서는 이와는 정반대로 과자, 음료, 음식은 물론 소주와 막걸리에 이르기까지 '단맛 열풍'이 일고 있다. 최근에는 설탕을 듬뿍 넣어 맛을 낸 요리법까지 인기를 끌고 있어 우리나라 사람들의 당류 섭취량은 세계 최고 수준이다.

WHO는 2014년 "성인들의 단순당 섭취기준은 25g, 어린아이들의 경우는 성인의 50%인 12.5g 이내로 섭취하여야 한다."는 권고안을 발표했다. 그러나 우리나라 국민 하루 당류 섭취량이 2013년 44.7g으로 WHO 권고안보다 무려 78%나 높다.

지금까지 전문가들의 연구 결과에서 밝혀졌듯이 단순당의 과잉은 비만, 심혈관계 질환뿐만 아니라 암, 당뇨, 뇌 질환, 위장 질환을 일으키고 면역력까지 저하시키는 등 모든 질병의 원인이 된다. 따라서 설탕, 액상 과당, 인공 감미료 등을 많이 첨가하여 입만 즐겁게 하고 온몸을 병들게 하는 음식을 멀리하여야 한다.

건강에 별다른 지식이 없는 사람들도 콜라, 사이다 등의 청량음료는 당분이 많아 몸에 좋지 않다는 것쯤은 알고 있기 때문에 많이 마시지 않으려고 노력한다. 그러나 과일 주스, 등의 이온음료는 건강에 좋은 것으로 알고 있어 많이 마시고 있으나 과일 주스에 들어 있는 과일은 7-8%밖에 되지 않고 건강 이온음료라고 광고하고 있는 게토레이, 포카리스웨트는 설탕물에 이온 작용을 하는 소금을 첨가한 설탕물이다. 많은 사람들이 아침 대용식으로 자주 먹는 콘플레이크 등도 당분 덩어리이므로 가능한 한 많이 먹지 않아야 한다. 켈로그의 '콘푸로스트'는 총량의 32%가 당분이고, 켈로그의 '첵스초코'는 무려 37%가 당이다.

3) 탄산음료와 주스를 멀리하자

크로아티아 자그레브대학 식품영양학과 바릭 교수는 "미국인 식사 형태에서 지방이 차지하는 비율은 점점 줄어듦에도 비만한 사람이 늘고 있는 이유는 탄산음료 때문"이라고 주장했다. 탄산음료의 당분 함유량은 다른 음료보다 훨씬 많은데 과잉당은 지방으로 전환되어 몸속에 축적되기 때문에 비만, 당뇨병, 동맥경화 등 만성 질환의 원인이 된다. 탄산음료는 매일 한 캔만 마셔도 1년 이내에 몸무게가 15파운드(약 6.8kg) 늘어난다는 연구 결과도 있다.

소화가 잘되지 않고 속이 안 좋을 때 콜라를 마시는 경우가 많은데 특히 어린이들의 경우 위장염이 있을 때는 오히려 증세를 악화시킬 수 있는 것으로 나타났다. 영국 왕립임상평가연구소(NICE)는 식품 가이드라인에서 "탄산음료인 콜라는 어린이의 구토나 설사 증세에 전혀 도움이 되지 않고 오히려 상태를 악화시킬 수 있다."

며 "탄산음료는 소화기관의 연동 기능이나 위산 분비 기능에 도움이 되지 않으며, 오히려 위와 식도를 연결하는 근육의 기능을 약화시킨다."고 밝혔다. 이 가이드라인은 "어린이가 구토나 설사 증세를 보일 때는 수분과 염분을 보충해 줘야 하므로 물에 소금을 약간 타 식염수를 주면 좋다."고 밝혔다.

하버드 대학은 "하루에 청량음료 두 캔을 마시면 2형 당뇨병이 발생할 위험이 26% 증가하고, 심장마비 및 치명적인 심장 질환의 위험은 35%, 뇌졸중의 위험은 16%씩 증가한다."는 연구 결과를 미국 심장병학회 저널에 게재했다.

미국 에모리대학교 연구팀은 가당 음료와 가당 식품의 사망에 관한 상관관계를 분석하기 위해 45세 이상의 성인 1만 7,930명을 6년 동안 추적 조사한 결과 가당 음료를 많이 섭취할수록 가당 식품과 달리 심근경색이나 심장마비, 심부전 등과 같은 심장 질환 등으로 사망할 확률이 증가한 것으로 확인됐다. 특히 하루 680g(탄산음료 2캔 해당) 이상을 마시는 상위 25%는 하루 28g을 마시는 하위 25%에 비해 심장 질환으로 사망할 확률이 2배나 됐다. 연구팀은 가당 음료와 가당 식품이 체내에서 대사되는 방법이 다르기 때문이라고 분석했다. 가당 음료의 경우 당분 외에 다른 영양성분을 거의 포함하지 않아 몸에 흡수되는 속도가 빠르기 때문에 순간적으로 당분 과잉 상태가 되지만 가당 음식에는 당분뿐만 아니라 지방이나 단백질 등 여러 영양소들을 함유하고 있어 체내로 흡수되는 속도가 느리기 때문이라고 분석했다. 이번 연구 결과는 2018년도 미국심장협회 연례 모임에서 발표됐다.

미국 소비자 사이에서 아스파탐에 대한 불안감이 점점 커지자 펩시콜라사는 "아스파탐의 사용 여부가 펩시 소비자들의 최대 관심사가 될 정도로 소비자들의 의식이 진화하고 있다."며 "이들의 요구를 존중해 카페인이 없는 다이어트 펩시 제품에서 '암 발생 논란'을 빚어 온 아스파탐을 사용하지 않기로 결정했다."고 밝혔다. 우리나라에서는 이러한 아스파탐을 거의 모든 가공식품, 심지어는 전혀 사용할 필요가 없는 소주와 막걸리에까지 첨가하고 있는 실정이다.

시중에서 파는 과일 주스도 건강에 해롭기는 탄산음료와 큰 차이가 없다. 왜 그럴까? 과일 주스에 과일 농축액은 불과 7~8% 정도밖에 들어 있지 않으며 90% 이상의 물에 과일 맛을 내는 인공 향, 과일 색이 나는 인공 색소, 액상 과당을 혼합해 만든다. 과일 농축액이 불과 7~8%밖에 들어 있지 않고 인공 향으로 과일 맛은 냈다면 이것은 과일 주스가 아니라 '과일 맛 음료'라고 하는 것이 정확한 표현 아닐까? 과일 주스에 첨가하는 인공 향은 1급 발암물질인 벤젠, 황산, 질산 등 여러 종류의 화학물질을 합성하여 만드는데 진짜 오렌지보다 훨씬 더 좋은 맛을 낼 수 있고 값도 싸기 때문에 거의 모든 과일 주스에 첨가한다. '과일'이라는 단어에 현혹되어 과일 주스를 마시지만 과일은 겨우 7-8% 들어 있을 뿐이며 여러 종류의 유해화학물질로 만드는 불량 식품이다. 과일 주스는 건강에 나쁜 성분이 들어 있다는 사실을 숨기고 특정 영양성분만을 강조해 건강한 먹거리로 위장하여 팔고 있기 때문에 과일 주스에 첨가한 화학물질의 유해성을 잘 모르는 상당수 소비자들이 비만이나 각종 성인병의 원인이 될 수 있는 불량 식품을 건강에 좋은 우량 식품으로 잘못 알고 매일 먹고 마신다는 사실이다. 사람들은 탄산음료가 건강에 나쁘다는 사실을 어느 정도는 알고 있으므로 많이 마시지 않으려고 노력하지만 과일 주스는 몸에 좋다고 생각하고 규칙적으로 매일 마실 확률이 높아 건강상으로는 청량음료보다 훨씬 더 나쁜 음료수다.

4) 전통 한국 음식을 먹자

국립암센터 암역학예방연구부 김정선 박사팀은 의학저널 '메디신(Medicine)'에 '한국인의 식이 패턴과 대장암 위험에 관한 연구'를 발표했다. 연구에 따르면 국립암센터에서 진료받은 2,769명을 대장암 환자군(923명)과 대조군(1,846명)으로 나누고 총 106개의 식품 중 어떤 식품을 주로 먹는지 알아보는 식품 빈도 설문조사를 실시한 후, 설문 참가자들이 선택한 식품들을 '전통 한국식'과 '서구식'으로 다시 분류했다. 그 결과 대장암 환자 그룹은 44.2%가 서구식을 많이 섭취했고, 전통 한국식은 18.2%밖에 섭취하지 않았다. 반면 대조군은 서구식은 17.2%, 전통 한국식 64%를 섭취했다. 서구식 식사를 한 사람들은 한국식 식사를 한 사람들에 비하여 256%가 대장암에 더 많이 걸린 것이다.

전통 한국식이 대장암을 예방하는 첫 번째 이유는 대장에서 독성 물질이 적게 만들어지기 때문이다. 이대목동병원 위암·대장암 협

진센터 정순섭 교수는 "지방 함량이 높은 식품을 먹으면 대장 내 음식물 찌꺼기가 오래 머무르지만 전통 한국식은 대부분 지방 함량이 적은 식품들이기 때문에 대장 운동이 원활해져 배변이 빨리 이루어진다."고 말했다.

두 번째 이유는 불에 직접 닿지 않는 조리 방법 때문이다. 전통 한국식 식단을 구성하는 음식들은 주로 삶고, 끓이거나 아예 생(生)으로 먹는다. 반면에 서구식 식단에 올라오는 음식들은 주로 굽고 기름에 튀기고 볶다 보니 조리 과정에서 영양소가 파괴되고, 이 과정에서 벤조피렌, 헤테로사이클릭아민(HCAs), 다환방향족탄화수소(PAHs)같은 발암물질이 만들어질 수 있다. 연세 암 병원 대장항문외과 이강영 교수는 "이런 발암물질이 대장에 축적돼 대장암으로 이어질 수 있다."고 말했다.

5) 자기 체질에 맞는 음식을 먹자

유해화학물질로 만든 가공식품뿐만 아니라 자기 체질에 맞지 않는 식품도 가공식품 못지않게 해로운 식품이다.

지구상에는 60억이 넘는 인구가 살고 있지만 이들은 모두 서로 다른 유전적 특질을 가지고 태어났기 때문에 음식에 대한 인체의 영향 또한 제각각이다. 그러므로 어떤 음식이 자기 체질에 맞는 좋은 음식이고 어떤 음식이 체질에 맞지 않는 나쁜 음식이라고 일률적으로 말하는 것은 지극히 어려운 일이다. 아무리 좋은 영양소가 많은 음식이라 하더라도 위와 장에서 제대로 소화·흡수되지 않으면

장에서 부패되어 독성물질을 만들어 내기 때문에 오히려 많은 질병을 일으키는 원인이 된다. 우리가 음식물을 섭취하면 침샘, 위장, 간장, 췌장에서 소화 효소를 분비하는데 그 양이 사람에 따라 큰 차이가 있다. 단백질 분해효소가 적은 사람은 단백질을 잘 소화하지 못하고 지방 분해 효소가 적은 사람은 지방을 잘 소화하지 못한다. 따라서 자기 몸이 잘 소화·흡수하지 못하는 음식은 장에서 부패하여 독성물질을 만들기 때문에 자기 체질에 맞지 않는 음식은 아무리 좋은 영양소가 많이 들어 있어도 그 사람에게는 해로운 음식이다. 예를 든다면 어떤 사람은 술을 많이 먹어도 간에서 알코올을 분해하는 효소가 많이 분비되어 알코올의 독성을 제거해 주기 때문에 다음날 거뜬히 일어나지만 알코올을 분해하는 효소가 없거나 적은 사람은 그 독성을 중화시키지 못하기 때문에 위장, 간, 뇌 등의 신경계를 마비시켜 심각한 부작용을 일으킨다.

한의학에서는 사람들을 소음인, 태음인, 소양인, 태양인 4종류로 분류하고 체질별로 먹어서 좋은 음식과 먹지 말아야 할 음식을 제시하고 있다. 그러나 일반 국민들이 자기의 체질을 정확히 구분하는 것은 지극히 어렵다.

그러나 자기 몸이 찬 냉성 체질인지, 더운 열성 체질인지, 덥지도 차지도 않은 평이한 체질인지를 아는 것은 그리 어렵지 않다. 약 70%에 달하는 사람들은 덥지도 차지도 않은 평이한 체질을 가지고 있으나 약 30%에 달하는 사람들은 매우 열이 많은 열성 체질이거나 반대로 매우 찬 냉한 체질을 가지고 있다. 어느 한쪽으로 치우치지 않은 평이한 체질을 가진 사람은 가공식품과 당분이 많은 음식만 멀리하면 별문제가 없지만 어느 한쪽으로 치우친 열성 체질이나 냉성 체질의 사람들은 영양소가 많은 음식보다는 자기 체질에 맞는 음식을 섭취해야 한다. 냉한 체질인 사람이 찬 성질을 가진 음식을 계속 먹으면 위와 장은 점점 더 차게 되어 소화장애를 일으키고 잘 소화되지 않은 음식물은 장에서 부패되어 많은 독소를 온몸에 퍼트리게 된다. 그러므로 냉한 체질의 사람은 더운 성질을 가진 음식을 섭취해야 하고 반대로 열성 체질인 사람은 찬 성질을 가진 음식을 섭취하는 것이 좋다. 그렇다면 자기가 열성 체질인지 냉성 체질인지는 어떻게 구분하는가?

얼굴에 열이 많이 나고 땀을 많이 흘리더라도 항상 배가 찬 사람과 추위를 잘 타는 사람은 일단 냉한 체질로 보아야 한다.

보리, 오이, 맥주, 숙주나물, 미나리 같은 찬 성질을 가지고 있는 음식과 수박, 참외, 감, 딸기 같은 찬 성질을 가진 과일을 일주일 정도 계속 먹으면서 몸과 대변의 상태를 잘 살펴보면 자기 체질을 좀 더 정확히 파악할 수 있다. 찬 성질을 가진 음식을 먹기 전보다 몸 컨디션과 대변의 상태가 좋으면 열성 체질이고 나빠지면 냉한 체질로 판단하는 것이 가장 정확하다. 스트레스를 심하게 받으면 결과가 다르게 나올 수 있으므로 스트레스가 완전히 해소된 후 심신이 편안한 상태에서 관찰해야만 정확한 체질을 알 수 있다.

* **찬 성질을 가진 음식**

보리, 밀가루, 콩, 메밀, 녹두, 돼지고기, 된장, 청국장, 오징어, 낙지, 미꾸라지, 장어, 문어, 복어, 게, 굴, 오이, 숙주나물, 상추, 냉이, 더덕, 죽순, 가지, 우엉, 다시마, 토란, 칡, 맥주, 결명자, 다래, 감, 배, 수박, 참외, 딸기, 바나나, 고구마, 송이버섯 등이 찬 성질을 가진 음식이다. 그러므로 냉성 체질의 사람들은 이런 음식들을 가급적 먹지 않거나 적게 먹는 것이 좋지만 부득이 먹게 되는 경우에는 고추, 마늘, 양파, 피망, 생강, 계피, 후추 등 더운 성질을 가진 양념들을 많이 첨가하면 찬 성질을 중화시킬 수 있다. 김치의 재료인 배추는 찬 성질이지만 고추, 마늘, 생강, 부추 등 더운 성질을 가진 양념들을 많이 넣기 때문에 찬 성질이 중화되어 체질에 관계없이 누구나 먹어도 좋은 음식이 되는 것과 같은 이치이다.

* **더운 성질을 가진 음식**

찹쌀, 닭고기, 염소고기, 감자, 인삼, 꿀, 대추, 당근, 도토리, 부추, 달래, 쑥갓, 취나물, 피망, 양파, 마늘, 고추, 카레, 파의 흰 부분, 생강, 후추, 들깨, 계피, 소금.

6) 저염식을 하지 마라

소금은 단지 음식 맛을 조절하는 조미료가 아니라 인체의 거의 모든 기능을 조절하는 중요한 기능을 담당하고 있어 물과 공기처럼 인간의 생명 유지에 없어서는 안 되는 가장 중요한 물질 중 하나다. 우리 몸은 산소, 수소, 탄소, 나트륨, 마그네슘, 칼슘, 칼륨 등 20개의 원소로 만들어져 있는데 소금에는 모든 원소가 농축되어 있다.

소금은 약 60%의 염소와 40%의 나트륨으로 구성되어 있는데 바로 이 나트륨이 위산, 담즙, 이자액 등 각종 소화액들 만들며 몸속 노폐물을 흡착한 후 몸 밖으로 배출하고, 체온을 유지시켜 주고, 염증을 치유하는 소염 작용을 하고, 우리 몸에 침투해 들어오는 나쁜 세균을 죽이는 살균 작용도 한다. 특히 신경 자극을 근육에 전달함으로써 정상적인 근육 운동을 하게 하는 것도 소금만이 할 수 있는 중요한 역할이다.

영국의 생리학자인 시드니 링거(Sydney Ringer) 박사는 1882년 소금물은 심장의 수명을 연장시키는 기적의 물이라는 사실을 밝혀낸다. 링거 박사는 개구리 심장을 꺼내어 하나는 염분 농도 0.9%의 증류수에 넣고 다른 하나는 일반 증류수에 넣어 실험한 결과, 일반 증류수에 넣은 개구리 심장은 얼마 되지 않아 심장이 멎었으나 염분 농도 0.9% 증류수에 넣은 개구리 심장은 오래 박동하였으며 그 후 포유류 동물을 상대로 시행한 실험에서도 같은 결과가 나왔다. 응급 환자가 병원에 실려 가면 링거 주사를 놔 주는데 이 주사는 0.9%의 나트륨 농도를 가진 소금물에 포도당(설탕)을 첨가하여 만든 것이다. 링거 주사라는 이름은 소금물이 심장 건강에 매우 중요하다는 사실을 밝혀낸 링거 박사의 이름에서 유래한 것이다.

장수촌을 전문으로 연구하는 일본의 자연 의학 박사인 모리시타 게이치는 장수 노인이 많이 사는 장수촌 중에 대표적인 장수촌인 파키스탄의 훈자 지방을 조사한 결과 이 지방 사람들은 평소에 소금을 많이 섭취하고 있었으며 소금을 소중히 여기고 있었으나, 주식인 물고기에 들어 있는 염분 외에는 소금을 따로 섭취하지 않아 하루 소금 섭취량이 3g 미만인 에스키모인의 평균 수명은 40세 정도밖에 되지 않는다는 사실을 밝히고 있다.

일본은 세계에서 소금을 가장 많이 섭취하는 민족이다. 2009년 통계에 의하면 일본인들은 WHO가 권장하는 소금 섭취량인 5g보다 두 배 이상 많은 11.6g의 소금을 섭취한다. 냉장고가 없던 1950년대에는 하루 평균 20g 이상을 섭취했다. 그렇다면 일본 국민들은 각종 성인병으로 빨리 죽어 세계에서 평균 수명이 가장 짧은 국가가 되어야 하지만 일본은 세계 최고 장수국가다. 소금 섭취를 5g 이하로 줄이라는 WHO의 권고는 그 근거가 부족하다는 것을 1억 3천만 명의 일본인들이 실증적으로 증명하고 있지 않은가? 이것보다 더 확실한 증거가 어디 있겠는가?

미국 심장학회로부터 고혈압학회 최고의 상인 '지바상'을 수상한 일본의 아오키 규조 박사는 "고혈압은 소금과는 관련이 없으며 염분의 결핍은 오히려 생명을 위협할 수도 있다."고까지 강력한 어조로 경고하고 있고, 최근에는 저염식을 하여 체내에 나트륨이 부족하게 되면 뇌경색, 심근경색, 고지혈증 등의 발병 위험이 높고 심지어는 심부전 환자의 사망률까지 높아진다는 연구 결과들이 많이 발표되고 있다.

1988년 32개국 52개 지역에서 약 1만 명을 대상으로 '식염 섭취와 혈압과의 관계'를 조사한 결과 염분 섭취와 고혈압과의 관계를 입증할 만한 아무런 근거도 찾지 못했으며 현재까지도 소금이 고혈압을 일으킨다는 검증된 연구 결과는 한 건도 나오지 않고 있다. 그럼에도 불구하고 우리나라 의사들은 아직도 저염식을 하라고 권고하고 있다. 그러나 사람 몸속에 소금물(링거 주사는 0.9%의 염도를 가진 소금물임)을 가장 많이 찔러 넣어 주는 곳이 바로 병원이다. 왜 하는 행동과 하는 말이 서로 다른 코미디 같은 상황이 벌어지고 있는 것일까?

저염식을 하여 면역력이 약해지면 환자들이 많이 발생하게 되고 그리되면 병원과 의사들은 돈 많이 벌 수 있기 때문일까?

오늘날처럼 과학이 발달한 시대에도 소금만큼은 다른 물질로 대체할 수 없는 유일무이한 식품이므로 적절한 양의 소금을 반드시 섭취하여야 한다. 저염식을 하면 고혈압 등 심혈관계 질환을 예방하는 것이 아니라 오히려 심혈관계 질환의 발생과 사망률이 높아질 뿐만 아니라 각종 질병에도 잘 걸린다는 연구 결과들을 살펴보자.

* **염분이 부족하면 사망률이 높아진다**

분당서울대병원 신장내과 진호준 교수팀이 65세 이상 950명을 분석한 결과 너무 싱겁게 먹어 혈중 나트륨 농도 수치가 낮으면 사망률에 영향을 미친다는 연구 결과를 발표했다. 진호준 교수팀은 혈중 나트륨 농도가 135에서 145mEq/L로 정상 범위이며 65세 이상인 949명을 나트륨 농도에 따라 세 그룹으로 나눠 5년 동안 추적 연구 결과 "혈중 나트륨 농도가 낮은 그룹이 중간 범위 그룹에 비해, 심혈관계 사망률은 3.3배 높았다. 노인들은 혈중 나트륨 농도가 정상 범위에 있더라도, 그 농도가 낮을수록 총사망률 및 심혈관계 질환으로 인한 사망의 위험이 높아진다."고 밝혔다. 또한 나트륨 농도가 2mEq/L 감소할수록 사망률이 14.9% 증가하는 사실도 밝혀냈다.

미국 크레이턴대 의대 연구팀이 3천5백여 명의 심부전 환자들을 대상으로 2008년에서 2022년까지 14년 동안 9번의 임상 시험을 통해 소금 섭취와 사망률과의 상관관계를 분석한 결과 하루에 소금 5.8g(나트륨2.3g) 이하인 식단을 따르는 환자들은 하루 5.8g 이상인 식단을 유지한 환자들보다 사망할 확률이 80% 더 높은 것으로 나타났다. 연구팀의 아니루드 팰리첼라 박사는 "일반적인 권장량보다 소금 섭취를 적게 관리하는 것이 심부전 관리에 역효과를 낳는다는 것을 보여 준다."며 그는 "나트륨을 과도하게 제한하는 대신 안전한 수준의 나트륨 섭취기준을 설정하여야 할 것"이라고 덧붙였다. 이번 연구 내용(Too Little Sodium Can be Harmful to Heart Failure Patients)은 2023년 2월 5일 미국 뉴올리언스에서 열린 미국 심장학회 연례 총회에서 발표됐다.

* 고혈압 심근경색 등 심혈관계 질환의 발병 위험이 높아진다

2008년 브라질 상파울로의대 니칸다케네 교수팀은 고혈압 환자들이 소금을 3g 이하로 섭취했더니 지방과 지단백질이 혈관에 침착하여 고지혈증을 일으킨다고 보고한 바 있다. 소금은 혈액 중에 떠돌아다니는 불필요한 지방과 단백질을 흡착하여 대소변과 땀을 통하여 체외로 배출함으로써 혈액을 깨끗하게 유지하는 중요한 기능을 담당하고 있는데 소금이 부족하게 되면 이러한 기능을 원활하게 수행하지 못하기 때문에 고지혈증이 발생하는 것으로 추정한다.

알버트 아인슈타인 의과대학의 마이클 올더먼(Michel Alderman) 박사가 207,729명을 설문조사를 한 결과 "염분 섭취가 가장 적은 그룹은 뇌졸중이나 심근경색 등이 쉽게 발생하고 빨리 죽었으나 염분 섭취가 가장 많은 그룹은 가장 오래 살고 고혈압, 심근경색도 적었다."라는 결론을 내렸다.

캐나다 해밀턴 건강과학연구소와 맥마스터대학 공동연구팀은 나트륨 섭취량과 사망의 인과관계를 확인하기 위해 49개국에 사는 13만 명의 사람들을 대상으로 염분 섭취량, 사망 원인, 심장 질환 및 뇌졸중과의 관계, 고혈압 여부 등을 조사했다. 그 결과 평균 소금 섭취량이 하루 3g을 넘지 않는 사람들은 심장마비 같은 심장 질환과 뇌졸중에 많이 걸렸던 것으로 나타났으며 또한 혈압이 높은 사람도 나트륨이 부족 하면 심장마비, 뇌졸중 등을 일으킬 확률이 증가한 것으로 나타났다. 연구팀의 앤드류 멘테 교수는 미국 건강정보지 헬스와의 인터뷰에서 "WHO(세계보건기구)는 하루에 나트륨 섭취량 2g(소금 5g), 미국식품의약국(FDA)은 2.3g(소금 5.8g) 이내로 섭취할 것을 권장하고 있지만 소금 섭취량을 6g 이내로 제한하면 심장 질환 발생 위험과 사망률이 높아지므로 하루에 소금을[5] 7.5에서 15g 사이로 섭취하는 것이 가장 좋다."고 설명했으며 앨라배마대학교 의과대학원 수잔 오파릴 교수는 "우리 몸은 일정한 혈액량을 유지해야 하는데 소금 섭취를 제한해 혈압이 낮아지면 피가 제대로 흐르지 못해 건강한 상태를 유지하기 어렵기 때문인 것으로 추정된다."고 설명한다.

염분 섭취가 부족한 상태에서 칼륨이 많은 야채를 많이 섭취하여

---

[5] 식품의약품안전처에서 발행한 '2022 식품의약품 통계연보'에 따르면 한국인들의 하루 평균 나트륨 소비량은 지난 2020년 기준 3.22g(소금 8g)으로 3.3g을 섭취하는 미국 영국 등 서구권 국가와 비슷한 수준이다.

칼륨과 나트륨의 균형이 깨지면 심장 박동이 비정상적으로 빨라지거나 늦어지거나 혹은 불규칙해지는 부정맥 증상이 나타나게 된다. 또한 염분 섭취가 부족하면 물을 적게 마시게 되어 몸속에 수분이 부족하게 되는데 이러한 탈수 상태가 오래 지속되면 심장 기능이 떨어져 혈액을 충분히 밀어 보내지 못하기 때문에 호흡곤란, 현기증, 실신 등이 나타날 수 있으며 순간적으로 심장 기능이 완전히 마비되어 곧바로 심장마비로 사망할 수도 있다. 심전도 검사에서 아무런 이상이 없던 건강 한 사람이 갑자기 심장마비로 사망하는 것은 바로 염분 부족으로 인한 탈수 현상 때문이다. 특히 카페인 음료를 마시면 가슴이 두근거리고 부정맥 등을 경험하는 사람들은 간과 신장을 망가뜨리는 약에 의지하지 말고 소금과 물 섭취량을 늘려야 한다.

* 소화 불량과 위암을 일으킨다

위산은 음식물에 섞여서 위까지 침투해 들어온 각종 세균을 죽이고 음식물을 소화하는 역할을 하는데 이 위산을 만드는 원료가 바로 소금이다. 따라서 소금을 적게 먹으면 위산 분비량이 감소해 음식의 소화가 잘되지 않고 위장에 음식이 오래 정체하게 되며 대장에서 세균이 비정상적으로 많이 번식하여 뱃속에 가스가 차고 꾸룩거리는 증상이 나타난다. 상한 음식에 대한 대응이 취약해져 남들보다 쉽게 식중독에 걸리거나 대변에서 심한 냄새가 난다면 소금 섭취 부족 때문일 가능성이 매우 많다.

위장에서 내려간 음식물은 강한 산성을 가지고 있기 때문에 소장

벽에 손상을 입힐 수 있다. 그렇기 때문에 간과 췌장에서는 중탄산나트륨($NaHCO_3$)을 분비하여 이를 중화시켜야 하는데 염분과 물 섭취가 부족하면 중탄산나트륨을 충분히 만들지 못하기 때문에 위에서 분비한 강한 산을 중화시키지 못해 속쓰림이 발생할 수 있다.

　우리나라 의사들은 짠 음식은 위암을 유발하므로 싱겁게 먹으라고 권고하지만 일본에서 수상을 비롯해 국회의원, 의사들을 치료하는 의사로 유명한 이시하라 유미 박사는 소금 섭취의 감소가 암을 일으키는 큰 원인이 됨을 지적한다. 특히 이시하라 유미 박사는 그가 펴낸 저서를 통해 "암세포는 설탕을 좋아하고, 소금을 싫어한다. 암세포는 설탕에 의해 세포분열이 촉진되고 소금이 충분한 곳에서는 그 성장이 억제된다. 소금을 멀리하고 설탕과 친해질수록 우리는 암과 가까워질 것이다."라고 경고하고 있고 소금 섭취의 감소가 만병의 근원이므로 소금을 충분히 섭취하라고 강조한다.

*알레르기 비염과 천식을 일으킨다

　우리 몸의 신진대사 작용으로 인하여 발생하는 각종 노폐물을 체외로 배출하려면 염분과 수분이 충분해야 한다. 그러나 염분 섭취가 부족하면 물을 마시지 않게 되는데 이런 상태가 오래 계속되어 만성적인 수분 부족 상태가 되면 우리 몸은 수분이 빠져나가는 것을 억제하기 위하여 히스타민을 지속적으로 분비하는데 바로 이 히스타민이 기관지를 수축시키고 좁히기 때문에 경련이 발생하여 기침, 천식이 나타나게 되는 것이다. 그러므로 소금을 충분히 섭취하면 물을 마시게 되고 물을 충분히 마시면 히스타민의 분비가 적당한 비율로 억제되기 때문에 소금과 물은 어떠한 약보다도 우수한 항히스타민제라 할 수 있다.

또한 물과 소금은 항체가 중화할 수 없는 자극적인 꽃가루와 목과 기관지에 있는 점액(가래)을 묽고 가늘게 만듦으로써 침이나 대소변으로 배출하기 쉽게 만들어 준다. 따라서 천식과 알레르기에 있어서는 소금 섭취야말로 치료의 핵심이라 할 수 있다. 소금을 충분히 섭취하면 해독과 면역력을 상승시키므로 꽃가루 알러지뿐만 아니라 세균이나 기생충 감염으로 인한 비염과 천식도 쉽게 치유할 수 있다.

* 건망증과 치매를 일으킨다

뇌의 무게는 1.4kg 정도로 전체 체중에 비해 작은 비중을 차지하지만, 약 20%의 체액을 사용하고 있다. 뇌의 85%는 언제나 염분기가 있는 뇌척수액(cerebrospinal fluid) 속에 잠겨 있어야 한다. 그러나 소금과 물 섭취의 감소가 지속되어 뇌에 충분한 체액이 공급되지 못하면 두뇌 활용 능력이 저하될 뿐만 아니라 뇌 조직에도 치명적인 손상을 입혀 건망증과 치매를 일으킨다. 최근 건망증이나 치매 같은 증상이 젊은 층에서도 꽤 나타나는데 이는 지속적인 염분 섭취의 감소, 카페인 음료나 알코올의 섭취 증가로 인한 탈수가 그 원인으로 추정된다. 뇌세포는 일단 죽으면 재생이 되지 않기 때문에 뇌세포를 죽지 않게 하기 위해서는 체내의 체액이 항상 충분히 유지되도록 소금과 물을 수시로 마시는 것이 무엇보다 중요하다. 실제로 소금물 섭취를 늘리는 것만으로 기억력이 향상되고 정보 종합 능력이 매우 좋아지는 것을 느낄 수 있다. 따라서 건망증이 심하여 치매를 걱정하는 사람들과 공부를 잘하고자 하는 학생들은 소금과 물을 충분히 섭취하여야 한다.

* 철분 결핍성 빈혈의 발생 위험이 높다

소금을 충분히 섭취하지 않으면 위산이 부족하게 되고 그런 상태가 되면 철분이 많이 든 음식을 아무리 많이 먹어도 제대로 소화·흡수하지 못하기 때문에 철분 결핍성 빈혈이 발생할 위험이 매우 높아진다. 어지럼증, 앉았다 일어날 때 어지러움을 느끼는 기립성 저혈압, 다리에 쥐가 나는 증상 등은 모두 소금과 물을 충분히 섭취하지 않았을 때 나타나는 저나트륨혈증이다.

* 수면장애(불면증)를 가져온다

소금과 물 섭취가 줄어들어 체액이 부족하게 되면 몸은 숙면을 이룰 수 없게 된다. 수면에 필수적인 물질인 멜라토닌은 햇빛을 통해 만들어진다. 그러나 햇볕을 아무리 많이 쬐어도 체내 수분이 부족하면 멜라토닌의 원료가 되는 트립토판의 소모가 증가하기 때문에 멜라토닌의 생성이 줄어든다. 노인들이 잠이 줄고 새벽에 일찍 깨는 것도 대체로 나트륨과 물 부족으로 인한 만성 탈수 상태이기 때문이다. 그러므로 수면 장애를 겪는 사람들은 소금물을 마시게 되면 숙면을 취하게 된다. 특히 잠을 이루지 못하고 우는 아이들에게 미량의 소금물을 먹이면 곤히 잠이 들게 된다. 우리가 잠자는 동안에도 호흡과 땀으로 많은 수분이 몸 밖으로 빠져나가 몸의 탈수가 더욱 심해질 수 있으므로 저녁 이후 잠들기 전까지 따뜻한 물에 소금을 물에 타서 마시게 되면 수면 리듬은 즉시 제자리를 찾게 되어 편안한 잠을 이룰 수 있다.

* 복부비만을 초래한다

날씬한데도 불구하고 음식을 먹으면 유난히 아랫배가 잘 나오는 여성들이 있는데, 염분 결핍으로 인해 소화기 근육의 탄력이 떨어져 위장관이 길게 늘어지기 때문이다. 위장에서 잘게 쪼개 소장으로 내려보낸 음식물은 몸속으로 흡수되고 남은 찌꺼기들은 대소변을 통하여 몸 밖으로 배출되어야 하는데 염분이 부족하면 신진대사 작용이 활발하게 이루어지지 못하기 때문에 장내에 오래 정체되므로 아랫배가 유난히 나오게 된다.

* 아이들의 성장을 방해한다

많은 부모들이 자녀들의 키 성장을 위해 칼슘이 많은 식품을 챙기지만, 칼슘이 뼈의 구조를 이루는 데 쓰이지 못한다면 이것은 무용지물이다. 그런데 이러한 칼슘을 뼈 속에 잡아 두는 것이 바로 나트륨의 역할이다. 체내 나트륨의 약 45%는 뼈 속에 들어 있다. 섭취한 영양분(포도당, 아미노산)은 전적으로 나트륨에 의해 흡수되고 이동하여 세포로 전달되기 때문에 소금이 부족하면 아이들의 성장은 기대할 수 없다. 특히 학업량이 늘어나서 두뇌에 많은 에너지를 필요로 하는 학생들에게 있어 소금 섭취의 부족은 집중력을 떨어뜨리고 만성 피로, 짜증, 심리적인 문제로 번지기까지 한다. 몸과 마음이 급격히 자라나는 시기에 가장 필요로 하는 소금과 물이 부족해지니 뇌에는 일종의 비상이 발생하는 것이다. 유아와 성장기 아동, 공부하는 학생들에게 소금과 물 섭취량을 늘리게 하면 아이들의 성장과 정서 발달에도 큰 도움을 주며 몸속의 불필요한 중금속이나 환경호르몬을 흡착해 땀이나 소변 등으로 배출하므로 면역력도 높아진다.

*소금은 고혈압과는 관련이 없다

소금을 섭취하면 물을 마시게 되기 때문에 혈장 속의 수분이 증가하여 혈액량이 많아짐으로써 일시적으로 혈압이 약간 올라가는데 이러한 현상에 현혹되어 소금은 고혈압을 유발한다고 주장하는 사람들이 많다. 그러나 이러한 현상은 일시적인 것으로 약간의 시간이 지나면 혈장 속 수분은 소변으로 배출되기 때문에 혈압은 곧 정상으로 돌아오기 때문에 전혀 문제가 되지 않는다.

F. 뱃맨 겔리지 박사는 그의 저서 《물, 치료의 핵심이다》에서 고혈압 환자에게 소금과 물 섭취량을 늘리자 혈압이 높아지는 게 아니라 오히려 혈압이 안정된 많은 사례들을 소개하고 있다.

미국 코넬 의과대학도 소금을 적게 섭취할수록 더 많은 고혈압이 유발한다는 연구 결과를 발표했으며 미국 심장학회로부터 고혈압학회 최고의 상인 '지바상'을 수상한 일본의 아오키 규조 박사는 "고혈압은 소금과는 관련이 없으며 염분의 결핍은 생명을 위협할 수도 있다."고 경고한다.

우리나라 농림수산식품부가 2009년부터 2011년까지 국내외 병원에 의뢰하여 인체 적용실험을 한 결과 국내산 천일염이 고혈압을 발생시키는 것이 아니라 오히려 고혈압 예방하는 효과가 있음을 밝힌 바 있다.

소금은 혈액 내의 중금속, 쓰고 남은 지방과 콜레스테롤, 노폐물들을 흡착하여 땀과 소변으로 배출시킨다. 그 결과 혈액의 점도가 낮아지고 맑고 풍부한 혈액을 보유하게 되기 때문에 혈압이 낮아지는 것으로 추정한다.

* 소금은 얼마나 먹어야 하나?

일본은 하루 소금 섭취량을 10g, 미국은 6g, 우리나라는 8.7g 미만으로 섭취할 것을 권장하고 있다. 그러나 현재 주류 의학계가 주장하는 저염식은 우리 건강에 심한 타격을 줄 수 있으므로 재검토하여야 한다는 새로운 주장들이 많이 나오고 있으며 유럽의 거의 모든 나라들은 소금 섭취를 줄이라고 권고하지 않는다. 대부분의 사람들은 한국 사람들은 너무 짜게 먹으니 싱겁게 먹어야 한다고 주장하지만 이는 사실과 전혀 다른 것 같다. 필자는 비교적 짜게 먹는 편이지만 미국에 갔을 때 피자가 너무 짜서 전혀 먹을 수 없었고 독일은 소시지가 유명하다고 하여 독일 여행 갔을 때 소시지를 사왔으나 너무 짜서 먹지 못하고 버린 적이 있는 것으로 보아, 우리나라 사람들은 외국 사람들에 비하여 너무 싱겁게 먹고 있다고 판단된다.

인체는 하루에 약 2.6L의 수분을(대소변으로 1.6L, 땀으로 0.6L, 호흡을 통해 수증기로 0.4L) 체외로 배출하므로 음식과 물을 통하여 같은 양의 수분을 보충해 주어야 탈수 현상을 일으키지 않고 건강을 유지할 수 있다. 우리 몸의 체액은 항상 0.9%의 염분 농도를 유지하여야 하기 때문에 새로 보충해 주는 약 2.6L의 수분이 0.9%의 나트륨 농도를 유지하려면 23.4g의 소금이 필요하다는 계산이 나온다. 그러나 신장은 체액을 정화하는 과정에서 오염된 나트륨은 배출하지만 정상적으로 기능하는 나트륨은 재흡수하여 사용하기 때문에 추가로 섭취해야 하는 소금의 양은 그보다 적다. 통계상으로는 우리나라의 평균 소금 소비량이 8.7g 정도라고 하지만 김치 절일 때 사용한 대부분의 소금은 버리고 음식 이외의 용도로 사용하는 소금량도 꽤 될 것이므로 실제 섭취하는 소금량은 그보다 훨씬 적어 아마도 5g도 채 되지 않을 것으로 본다. 그러므로 세계 최장수국가인 일본 사람들의 1일 소금 섭취량인 10g보다는 매우 적은 수준이므로 평소보다 좀 더 많은 소금을 섭취하는 것이 좋을 듯하다. 필자는 과거에는 오랜만에 사람을 만나면 어디 아프냐는 말을 들었는데 요즈음은 건강해 보인다는 말을 듣는데 이는 매일 200mL 컵으로 4잔의 따뜻한 소금물을 마셨기 때문이라고 생각한다. 대부분의 가정에서는 정제염을 먹는데 우리 몸에 꼭 필요한 필수 미네랄인 마그네슘, 칼륨, 칼슘 등 많이 들어 있는 천일염을 먹는 것이 좋다.

8) 영양제 복용은 건강을 해칠 위험이 많다

대부분의 사람들은 비타민이나 미네랄 등의 영양제는 몸에 좋은 것으로 생각하고 있으며 많은 사람들이 종합비타민이나 미네랄 등 한두 가지의 영양제를 복용하고 있고 거의 모든 젊은 엄마들도 아이들에게 한두 가지의 영양제를 먹이고 있다. 한국소비자원은 2018년 7월 18일 Now Foods에서 수입한 영양제가 비타민 A(Vitamin A 25,000 IU from Fish Liver Oil)의 판매를 금지시켰다. 그 이유는 이 제품은 비타민 A의 함유 수준(0.0075g)이 최대 권고량을 5배나 초과하여 장기 복용 시 간과 뼈에 독성을 초래할 위험이 있기 때문이다. 대부분의 사람들은 영양제를 많이 먹으면 건강에 좋을 것으로 생각하지만 귀한 돈 주고 사 먹은 영양제가 과잉이 되면 오히려 건강을 해칠 수도 있다는 사실을 아는 사람들은 별로 없는 것 같다.

캘리포니아 샌프란시스코 의대 Michael Incze 박사는 "비타민과 영양 보충제를 제조하는 회사들은 자사 제품이 사고력 향상, 심장 건강 개선, 면역 강화 등의 효과가 있다고 대대적인 광고를 하고 있으나 그들의 주장을 임상적으로 뒷받침해 줄 만한 검증된 증거가 없으며 오히려 미국에서는 매년 2만 3천여 명의 사람들이 영양제에 포함된 중금속, 스테로이드, 각성제와 같은 성분의 독성으로 인한 부작용 때문에 입원하고 있다. 따라서 대부분의 정상적인 사람들은 과일, 채소, 곡물, 생선, 육류 등을 골고루 섭취한다면 우리 몸이 필요로 하는 비타민과 영양분을 충분히 공급받을 수 있기 때문에 영양 보충제를 복용할 필요 없다."고 설명한다.

미국 터프츠 대학의 프리드먼 영양학·정책 대학원 연구팀은 1999

년부터 2010년까지 전국 보건 실태 조사에 참여한 20세 이상 미국 성인 2만 7천여 명을 평균 6년간 추적 관찰하면서 분석한 결과 "종합비타민 같은 영양소 보충제는 건강과 장수에 별다른 효과가 없다. 반드시 음식물을 통해 섭취해야 그런 효과를 기대할 수 있다."는 내용의 연구 보고서를 미국 내과학회보에 발표했다. 보고서의 수석 저자인 팡 교수는 "보충제가 사망 위험을 낮춘다는 어떤 근거도 발견하지 못했으며 오히려 칼슘 같은 특정 영양제를 과도하게 복용할 경우 건강에 해로운 것으로 드러났다."고 밝혔다. 특히 칼슘은 음식물로 섭취할 땐 아무런 위험이 없지만 하루 1g을 초과하는 칼슘 보충제를 복용하면 암 사망 위험이 커진다고 연구팀은 경고했다.

미국의사협회는 2019년 1월 7일 "대부분의 사람은 비타민 등의 영양 보충제를 복용할 필요가 없다."는 내용의 환자용 지침을 '내과학저널'에 발표했으며, 미국 질병예방서비스특별위원회(USPTF)는 "암이나 심장, 혈관 질환의 예방을 목적으로 비타민 보충제를 먹는 것을 권장하지 않는다."고 선언했다.

미국 영양·식이요법 학회도 "음식을 먹어서 필요한 영양분을 섭취하는 것과 특정 성분만 뽑아내 농축한 영양제를 먹는 건 같을 수 없으므로 우리 몸에 필요한 영양소는 음식물로 섭취하라."고 권장했다.

* 베타카로틴 영양제는 폐암 발병률을 18% 높인다

1985년 미국 국립암연구소와 핀란드 공중위생연구소가 공동으로 고령 흡연자 2만 9천 명을 두 그룹으로 나누고 한 그룹에는 베타카로틴 캡슐을 매일 20mg씩 5~8년간 섭취하게 하고 한 그룹에는 베타카로틴을 투여하지 않고 조사한 결과, 베타카로틴을 섭취한 그룹의 폐암 발병률이 복용하지 않은 사람들보다 18%나 많은 예상과는 정반대의 결과가 나왔다. 의학계에서는 전혀 예상하지 못한 이러한 결과에 큰 충격을 받아 이를 '핀란드 쇼크'라고 부른다. 그 후 미국 국립암센터에서 1992년 폐암에 걸린 환자 1만 8천 명을 대상으로 똑같은 실험을 했는데 여기서도 마찬가지 결과가 나왔다.

베타카로틴은 항산화제로서 암, 동맥경화증 등과 같은 성인병을 유발시킬 수 있는 유해산소를 방어하는 역할을 한다는 것은 학계의 상식이다. 그런데 어떻게 이런 결과가 나오게 되었을까? 베타카로틴과 같은 비타민이나 미네랄이 우리 몸에서 흡수되고 운반되기 위해서는 반드시 다른 영양분을 필요로 한다. 예를 든다면 당근 등 녹황색 채소는 베타카로틴만 들어 있는 것이 아니라 베타카로틴이 체내에서 흡수되고 운반되는 데 필요한 단백질과 효소들을 함께 함유하고 있지만 베타카로틴만 추출하여 캡슐로 만든 영양제에는 그러한 성분들이 없기 때문에 그로 인해 역효과가 생기는 수가 있다는 것이 과학계의 해명이다.

* 비타민 보충제가 사망 위험을 높인다

덴마크 코펜하겐대학 연구팀의 크리스티안 글루드 박사는 기존에 시행된 68편의 연구(총 23만)를 메타 분석한 결과 "비타민 A를 복용한 사람들은 사망률이 16% 높게 나타났고 베타카로틴은 7%, 비타민 E는 4% 높게 나타났다. 따라서 비타민 보충제는 사망률을 높일 수 있으니 따로 복용할 필요 없다."는 내용의 논문을 발표했다. 이 논문은 주류의 학계의 주장을 정면으로 반박하는 내용이어서 '코펜하겐 쇼크'라고도 한다.

* **비타민과 항산화 보충제는 방광암 발병 위험을 52% 높인다**

2013년 영국의학저널(BMJ)은 비타민, 항산화 보충제 등의 영양제 복용 효과에 대하여 연구한 50편의 연구 보고서를 분석한 결과 "비타민과 항산화 보충제는 암 예방 효과가 없으며 복용군에서 오히려 방광암 발생 위험이 52% 높게 나타났다."는 연구 보고서를 게재했다. 50편의 논문은 무려 29만 명에 달하는 많은 사람들을 추적 조사한 결과이므로 과학적으로 검증된 정설이라고 보아도 무방할 것이다.

* **칼슘 보충제는 심근경색 발병 위험을 27% 높인다**

2010년 영국의학저널(BMJ)에 게재된 연구 논문에 따르면 지난 44년 동안 발표된 칼슘 보충제 관련 연구 가운데 가장 신뢰성이 높은 15편의 논문을 분석한 결과 당초 기대와는 정반대로 칼슘 보충제 복용군은 가짜 약 복용군보다 심근경색 발생률이 27% 높았으며, 세계 최고 의대로 꼽히는 미국 존스홉킨스의대 연구팀이 45~84세 사이의 미국인 2,700여 명의 심장을 CT로 촬영하여 관상동맥에 지방, 단백질, 칼슘이 쌓여 형성된 플라크(plaque)를 측정한 후 10년 간 추적, 관찰한 결과 영양 보충제로 섭취하는 그룹은 영양제를 먹지 않고 음식만 섭취한 그룹에 비해 플라크 형성 비율이 22% 높게 나타났다. 논문의 공동 저자인 노스캐롤라이나대학 영양학과 존 앤더스 교수는 "보충제를 통해 섭취한 칼슘과 식품을 섭취하는 칼슘에 대한 인체의 반응은 분명히 다르다."고 결론을 내렸다.

이에 따라 미국 질병예방서비스특별위원회는 2013년 남성과 폐경 전 여성의 골절 예방을 위해 칼슘 보충제와 비타민 D 복용을 권고할 근거가 불충분하다는 결론을 내렸으며 이동훈 세브란스병원 정형외과 교수도 "칼슘 보충제가 골밀도를 높이거나 골절 위험성을 줄인다고 확인된 바 없고 오히려 심근경색을 일으킬 위험이 있기 때문에 일반인에게 칼슘 보충제 복용을 권하지 않는다."고 말한다.

* 어린이는 비타민이나 미네랄 보충제를 복용할 필요 없다

캘리포니아대학 울팻 샤이크(Ulfat Shaikh) 교수팀은 "많은 미국인이 비타민이나 미네랄 보충제를 복용하지만 이러한 제품은 음식을 골고루 섭취하면 거의 필요 없다. 특히 청소년(2~17세)을 대상으로 한 종합비타민제는 미식품의약청(FDA)의 규제를 받지 않아 오심, 구토, 복통은 물론 뇌척수압 상승, 간장애, 신경장애 등의 부작용까지 발생할 수 있다."는 연구 결과를 '청소년의학회지(Archives of Pediatrics & Adole scent Medicine)'에 발표했다.

* **글루코사민은 무릎 관절에 아무런 효과가 없다**

제약업체로부터 연구비를 받고 진행한 연구에서는 글루코사민이 무릎 관절에 효과가 있다고 발표했으나, 한국보건의료연구원이 2009년 글루코사민과 콘드로이틴에 관한 37편의 논문(글루코사민 연구 24편, 콘드로이친 연구 12편, 복합 연구 1편)을 분석한 결과에 건강기능식품으로서 복용할 아무런 이유가 없고 심지어는 의사가 처방하는 글루코사민 성분의 의약품도 무릎 관절에 아무런 효과가 없기는 마찬가지라고 발표하자 정부는 2012년 이 의약품에 대한 의료보험 급여를 중단했다. 연세대학교 의대 교수를 역임했으며 무릎 관절 분야에서 최고의 권위자 중에 한 사람인 연세정형외과의원 이동훈 원장도 "두 성분이 연골 재생에 도움이 된다는 의학적 근거가 없으므로 건강기능식품으로 이 성분을 복용할 필요는 없다."고 설명했다. 미국 국립보건원도 2006년 글루코사민(의약품)을 섭취한 군과 위약 복용군을 비교해 봤더니 무릎 통증 완화에 별 차이가 없다고 발표했다.

* **비타민 C**

질병관리본부가 2015년 7,200명을 대상으로 조사했더니 우리 국민은 일상적인 식생활과 과일에서 비타민 C를 하루 92.9mg 섭취하는데 이는 세계보건기구(WHO)가 권장하는 비타민 C 하루 섭취량 45mg의 두 배 이상 많다. 따라서 우리나라 사람들은 추가로 비타민 C 보충제를 먹을 필요가 없을 것 같다. 2014년 국민건강통계를 보면 비타민 A와 B도 권장량의 100% 이상을 섭취하고 있다.

* 종합비타민은 뇌 기능 향상에 효과가 없다

하버드대 공공보건대학원 연구진이 만 65세 노인 약 6천 명을 두 그룹으로 나누고 한 그룹은 가짜 약을 주고 한 그룹은 비타민 A, B, C, E가 포함된 종합비타민을 주고 12년간 기억력 실험을 한 결과 종합비타민을 복용한 사람과 하지 않은 사람의 뇌 기능에는 별 차이가 없었다는 연구 결과를 발표했다.

* 오메가-3 지방산 캡슐

1970년대 그린란드의 에스키모들은 심혈관계 질환이 매우 적어 그에 관해 연구한 결과 그들이 주로 먹는 등 푸른 생선과 바다표범에 풍부하게 들어있는 오메가-3 지방산이 심혈관 질환을 예방하는 것으로 확인됐다. 그러자 영양제 제조회사들이 등 푸른 생선에서 오메가-3 지방산을 추출하여 캡슐에 담아 판매하였다. 그런데 현재까지의 연구 결과에 의하면 오메가-3 지방산 캡슐은 먹어도 기대만큼의 효과가 없다는 것이다.

국제암대학원대학교 명승권 교수는 "에스키모인들은 생선을 먹은 것이지 오메가-3 지방산만 먹은 게 아니다. 따라서 오메가-3 지방산이 풍부한 등 푸른 생선을 1주일에 2~3회 먹는 게 건강에 더 이롭다."고 강조했다.

세계 보건기구의 요청에 따라 코크란(Cochrane)에서 11만 2천 명을 대상으로 한 임상시험 결과 오메가-3가 포함된 영양제가 심혈관 질환에 도움이 되지 않는다고 결론을 내렸다고 영국의 가디언지와 BBC방송이 보도했다. 연구에 참여한 이스트앵글리아대학 리 후

퍼 박사팀은 조사 결과 호두에서 나온 오메가-3를 섭취한 사람들은 약간의 효과가 있었지만 심혈관 질환의 감소는 매우 미미한 것으로 나왔고 생선 기름에서 추출한 오메가-3는 심장마비나 뇌졸중의 위험에 아무런 효과가 없었다. 연구에 참여한 세필드 대학의 심혈관 의학교수인 '팀 치코'는 "어떤 한 가지 요소만으로 심장 질환을 예방할 수 없다. 어떤 종류의 식단은 심장병의 위험을 낮추는 것과 관련이 있지만 우리가 어떤 특정의 이로운 성분만 추출하여 보충제로 제공하여도 거의 또는 전혀 도움이 되지 않는다."고 강조했다.

2. 햇빛을 많이 받아라

지구상의 모든 생명체는 햇빛이 없으면 존재할 수 없기 때문에 햇빛은 인간이 생명을 유지하고 보존하는 데 없어서는 안 되는 가장 결정적인 생물학적 필수 요건이다. 최근의 연구 결과에 의하면 잘 조절된 햇볕을 쬐게 해 주었을 때 면역세포인 백혈구의 수가 증가하고 고혈압 환자의 혈압이 떨어지며 당뇨 환자의 혈당수치가 감소한다는 사실이 밝혀졌다. 통풍, 류머티즘 관절염, 대장염, 동맥경화증, 빈혈, 방광염, 습진, 여드름, 건선, 좌골신경통, 신장 질환, 천식, 화상으로 고통받는 환자들 역시 모두 햇빛 속의 치유광선인 자외선을 쬐는 것만으로도 상당한 효과를 거둘 수 있다. 그뿐만 아니라 암세포가 소멸하는 것이 관찰되기도 하였다. 그렇기 때문에 암 연구소에서 세포의 유전인자(DNA)를 재건하기 위해 사용하기도 한다.

20세기 초까지는 햇빛에 의한 치유, 즉 햇빛요법이 감염성 질병의 가장 효과적인 치료법이었다. 1903년 덴마크 내과의사 닐스 핀센(Niels Finsen)이 자외선을 이용한 결핵 치료로 노벨의학상을 받았으며 그의 뒤를 따른 스위스의 오귀스트 롤리에(Auguste Rollier) 박사는 그가 활동하던 당시에 가장 유명한 햇빛요법 시술자였다. 그는 폐결핵, 구루병, 천연두, 심상성 낭창(피부 진성결핵의 하나) 등의 질병과 상처를 치료하는 데 자외선을 이용했다. 그는 전성기에 스위스 레이신의 36개 병원에서 1,000개의 병상을 운영했는데 그가 운영하는 병원들은 자외선 강도가 높은 해발 1,500m 높이에 있었다(해발 300m 올라갈 때마다 자외선 강도는 4%씩 증가). 전략적으로 선택한 병원의 위치 덕분에 그의 환자들은 더 많은 자외선을 쬘 수 있었다. 롤리에 박사의 병원에서는 20년 동안 2천 건 이상의 골결핵 및 관절결핵을 치료했다. 당시에는 해마다 유럽에서 10만 명 이상이 결핵으로 목숨을 잃었는데 결핵을 비롯한 많은 질병들을 완치시켜 큰 화제가 되기도 하였다. 그러나 단순히 햇빛 만 쬐여 주는 단순한 치료만으로는 많은 돈을 받을 수 없기 때문에 의사들의 입장에서 보면 햇빛요법은 별로 매력적인 사업이 될 수가 없었다. 따라서 햇빛요법은 서서히 천대를 받다가 사람의 기억에서 사라져 버렸다. 1980년대에 들어오면서 자외선 차단제 제조업체와 연구비라는 부패 사슬로 연결된 주류 의학계는 그토록 중요한 햇빛을 아무런 과학적 근거도 없이 피부암, 백내장 그리고 피부 노화를 촉진하는 주범이라고 허무맹랑한 누명을 씌우고 있다.

1) 자외선이 피부암의 원인인가?

햇빛이 피부암과 백내장을 일으킨다는 주장이 과학적으로 검증된 타당한 주장일까?
1999년에 세계에서 가장 큰 피부 병리학 수련센터를 설립한 저명한 피부과 전문의인 버나드 애커먼(Bernard Ackerman)은 2004년 8월 뉴욕타임스에 기고한 글에서 햇빛에 노출되는 것이 흑색종(악성종양, 피부암)의 원인이라는 과학적인 근거는 어디에도 없다고 주장한다.

21세기 대중의학계의 슈바이처라는 별명을 가지고 있는 프랑스의 유명한 의사 프레데리크 살드만(Frederic Saldmann)은 《내 몸 치유력: 세상에서 가장 완벽한 약》이라는 저서에서 피부암을 일으키는 주범이 자외선이라고 알려져 왔으나 놀랍게도 피부암은 오히려 햇빛을 잘 받지 못하는 신체 부위에서 잘 발생한다는 스웨덴의 할베리(Hal berg) 교수팀의 연구 결과를 소개하고 있다.

  자외선의 양은 적도 쪽으로 갈수록 증가하고 해발고도가 약 300m 올라갈 때마다 자외선 강도는 4%씩 증가하기 때문에 고지대와 적도 근처는 자외선이 매우 강하다. 그런데 이상하게도 자외선 강도가 높은 적도 근처의 케냐에 살거나 티베트와 스위스 같은 해발 2~3천m 이상의 고지대에 사는 사람들은 피부암에 잘 걸리지 않고 노르웨이나 핀란드 같은 위도 66.5도 이상의 북유럽국가에는 낮에도 햇빛을 볼 수 없는 극야현상(極夜現像)이 해마다 몇 달씩 나타나는데 이런 나라 사람들은 해가 잘 드는 나라에 비하여 피부암 발생 비율이 상대적으로 더 높을 뿐만 아니라 불면증, 우울증, 알코올중독, 자살, 피로, 과민성 증후군 등도 많이 나타난다. 또한 일조량이 부족한 스코틀랜드 북부의 오크니와 셰틀랜드제도에 사는 사람들은 일조량이 풍부해 많은 자외선을 받으며 살아가는 지중해의 섬에 사는 사람들에 비해 악성 피부암 일종인 흑색종에 걸리는 비율이 10배 이상 높다.

  또 하나 중요한 사실은 악성 피부암이 하루 종일 자외선이 없는 실내에서 일하는 사람들에게서 더 많이 발생하며 병이 발생하는 부위도 겨드랑이, 손바닥, 발바닥, 몸통, 외음부처럼 일반적으로 햇빛에 거의 노출되지 않는 부위에 나타난다는 사실이다. 이와 같은 실증적인 자료들은 햇빛이 피부암을 일으키는 것이 아니라 오히려 햇빛 부족이 피부암을 일으킨다는 프레데리크 살드만과 에커먼 박사의 주장이 옳다는 것을 입증하는 강력한 증거라고 볼 수 있다.

영국 의학 저널은 "피부암과 관련한 엄청나게 많은 연구 결과가 있음에도 불구하고 악성 피부암이 자외선 노출과 약간의 연관성이라도 있다는 것을 밝혀낸 연구 결과는 지금까지 전혀 없다. 확실히 알려진 것이 있다면 자외선 차단제가 피부암을 방지하는 데 실패했을 뿐만 아니라 오히려 그 반대로 피부암의 발병을 촉진시켰다."고 결론 내렸다.

캘리포니아대학의 세드릭 갈런드(Cedric Garland) 박사와 프랭크 갈런드(Frank Garland) 박사는 "자외선 차단제 사용량 증가가 피부암이 유행하게 된 주요 원인"이라고 주장하며 자외선 차단제 사용을 가장 강력히 반대한다. 갈런드 형제는 "우리 몸에 필요한 비타민 D의 대부분은 피부가 자외선에 노출되었을 때 만들어지는데 자외선 차단제를 사용하면 피부가 비타민 D를 생산하지 못하기 때문에 악성 피부암인 흑색종의 성장을 가속시킬 수 있고, 유방암과 대장암의 발병 위험까지 증가한다."고 주장한다.

오스트레일리아의 북동부에 있는 도시 퀸즐랜드시는 피부암 발생을 줄이기 위하여 시 정부 차원에서 자외선 차단제 사용을 권장하는 정책을 적극적으로 추진해 왔다. 그러자 퀸즐랜드의 흑색종 발병률이 급격히 상승하였으며 단위 인구당 흑색종 발병률은 다른 어느 지역보다도 높아졌다. 퀸즐랜드시뿐만 아니라 세계적으로 흑색종 발병률이 가장 크게 증가한 지역은 모두 자외선 차단제가 가장 많이 판매되는 지역이다.

세계보건기구(FDA)도 2007년 8월 "대부분의 증거가 자외선 차단제 사용으로 피부암을 예방할 수 있다는 것을 증명하지 못했다."라고 결론지었다. 그럼에도 불구하고 자외선 차단제를 만들어 파는 화장품 업자들은 외부에 노출되는 온몸에 자외선 차단제를 바르고 일정한 시간이 지난 후에는 추가로 덧바르지 않으면 피부 노화와 피부암이 발생한다고 공포심을 유발하는 자극적인 광고를 내보내고 있고 이들 업체로부터 기부금을 받아 쓰는 피부 관련 학회와 단체들은 이들의 주장을 합리화시켜 주는 데 앞장서고 있다. 그러나 양심적인 진보 과학자들 사이에선 자외선 차단제는 피부암을 예방하지 못하고 오히려 피부암뿐만 아니라 대장암과 유방암까지 유발할 수 있다고 경고하고 있다.

2) 햇빛 부족은 폐암, 유방암 등 17가지 암의 발병 위험을 높인다

역학과 공공 건강 저널(Journal of Epidemiology community Health)에 발표된 논문에 따르면 햇빛이 부족할 때 폐암의 발병 위험이 증가한다. 연구원들은 111개 국가의 건강통계자료와 세계보건기구의 자료를 비롯한 구체적인 데이터베이스에 있는 통계자료들을 모두 검토했다. UVB자외선은 지구의 적도에 가까워질수록 증가하는데, 분석 결과 적도에서 가장 가까운 나라의 폐암 발병률이 가장 낮고 가장 멀리 떨어진 나라의 폐암 발병률이 가장 높다는 사실을 밝혀냈다.

고든 아인슬레이(Gordon Ainsleigh)는 규칙적으로 적당히 햇볕을 쬐는 것만으로도 미국에서 암으로 사망하는 사람의 수를 3만 명 이상 감소시킬 수 있다고 주장한다. 미국 암학회의 공식 학회지 '캔서Cancer'에 발표된 논문은 그의 견해를 뒷받침한다. 겨울에 일조량이 부족한 미국 북동부 뉴잉글랜드에 서는 13가지의 암 발병률이 다른 지역에 비하여 매우 높게 나타난다. 직장암, 위암, 자궁암, 방광암 등으로 인한 사망률은 일조량이 많은 남서부 지역보다 거의 두 배 가까이 높다.

2009년 미국 암치료센터의 영양실장 캐럴린 램머스펠드 박사는 폐암, 유방암, 대장암, 췌장암, 전립선암, 난소암 환자 737명을 대상으로 한 조사에서 이들 모두에게 피부가 햇빛을 받아야 만들 수 있는 비타민 D가 부족하다는 사실을 발견했다. 《비타민 D 혁명》의 저자 소람 칼사 박사는 자신의 진료 경험을 통해 "건강한 사람도 암에 걸리는데 이런 환자들은 대개 피부가 햇빛을 받아야 만들 수 있는 비타민 D가 부족하다."고 밝혔다.

캘리포니아대학 연구진 프랭크와 세드릭 갈랜드도 암을 예방하는 가장 쉬운 방법으로 '햇볕 쬐기'를 권했다. 자외선을 받으면 비타민 D가 피부를 통해 체내에 합성되기 때문이다. 아무리 바쁘더라도 짬짬이 시간 내어 햇빛을 충분히 받는 것이 돈 안 들이고 건강을 지키는 가장 확실한 방법이라고 주장한다.

3) 햇빛 부족은 심장병의 발병 위험을 높일 수 있다

미국 하버드대 공중보건대학 연구팀은 햇빛으로부터 얻는 비타민 D가 기준치보다 적은 남성은 많은 남성보다 10년 후에 심장병에 걸릴 위험이 2배 이상 증가한다는 사실을 발견했다. 온라인 의학 뉴스 전문 웹진 '메드페이지 투데이'의 보도에 따르면 연구팀은 비타민 D가 심장병 위험과 연관되어 있는지 측정하기 위해 40~75세 남성 1만 8,225명을 대상으로 연구를 진행했다. 그 결과, 비타민 D가 혈액 1mL당 15ng(1ng은 10억 분의 1g)에 못 미치는 남성은 정상 수치인 1mL당 30ng 이상인 사람보다 심근경색 위험이 2.42배 높았다. 연구팀의 임상역학자인 에드워드 지오바누치 박사는 "피부가 까만 사람에게 많은 멜라닌 색소는 햇빛을 차단하여 비타민 D의 생성을 줄이기 때문에 피부가 까만 사람은 하얀 사람보다 2배 이상의 시간을 들여 햇볕을 쬐는 것이 좋다."고 덧붙였다. 햇빛의 자외선은 너무 많이 쬐면 색소 침착, 주름 발생을 일으키지만, 적정량의 햇빛은 물, 공기와 함께 인간이 생명을 유지하는 데 가장 중요한 요소다.

4) 햇빛이 부족하면 당뇨병의 발병 위험을 높일 수 있다

2014년에 영국 사우샘프턴 대학교 연구진이 당뇨병 저널에 실은 논문에 따르면, 비만한 쥐에게 일정 기간 규칙적으로 햇빛을 쬔 결과, 비만 및 제2형 당뇨의 진행과 증상을 억제하는 것으로 나타났다. 이는 햇빛이 충분하면 인슐린 분비를 활성화하는 신호가 정상적으로 발생하지만 햇볕을 충분히 쬐지 않으면 인슐린이 제대로 분비되지 않아 당뇨나 비만으로 이어질 수 있다. 밤이 길고 낮이 짧아 일조량이 적은 핀란드는 일조량이 많은 베네수엘라에 비해 당뇨병 발병률이 무려 400배나 높은데 이는 햇볕을 충분히 쬐지 못하면 당뇨병에 걸릴 확률이 매우 높아진다는 직접적인 증거이다.

5) 햇빛은 멜라토닌 분비를 촉진해 불면증을 치료한다

낮에 햇빛을 충분히 받으면 약 14시간이 지난 뒤 수면 호르몬인 '멜라토닌'이 충분히 분비돼 깊은 잠을 잘 수 있는데, 햇볕을 쬐지 않으면 '멜라토닌' 분비량이 적어 수면장애를 일으킨다는 것이다. 이 같은 이유로 불면증환자를 치료하기 위하여 '햇빛요법'을 사용하기도 한다. 수면장애를 앓고 있는 사람이라면 11시~2시 사이에 꼭 30분 이상 햇빛을 받도록 하자.

6) 햇빛은 우울증을 예방하고 치료한다

신경전달물질인 세로토닌(serotonin)은 기분·수면·기억력·식욕 등에 관여한다. 세로토닌이 감소하면 식욕이 증가하고 우울하며, 숙면을 취하기 어려워진다. 그런데 햇빛은 세로토닌 분비를 유도하는 효과가 있다. 충남 대학교 생화학과 김영상 교수는 "눈의 망막 속으로 들어간 빛은 세로토닌을 만들어 내는 세로토닌 신경에 전달되는데 이 빛의 밝기가 충분해야 세로토닌 생성에 도움이 된다."고 말했다.

늦가을에 접어들면 계절성 정서장애(SAD: Seasonal affective disorder)라고 부르는 우울증을 호소하는 사람들이 많은데 이는 일조량이 부족하여 충분한 햇빛을 받지 못하기 때문에 발생하는 일종의 정신 질환이다. 장마 때 많은 사람이 우울감을 느끼는 것도 일조량이 줄어 호르몬 분비에 변화가 생겼기 때문으로 추정된다. 그렇기 때문에 밤이 길고 낮이 짧아 햇빛이 잘 비치지 않는 지역에 사는 사람들은 우울증에 시달리는 사람이 많다.

서울아산병원 정신건강의학과 정석훈 교수는 계절성 우울증 환자에게 매일 일정 시간 강한 광선을 쬐는 광선치료를 활용한다. 환자에게 빛을 쬐여 몸속 생체시계를 조정하고 깨진 리듬을 회복하는 원리다. 우울증 환자 330여 명에게 강한 빛을 아침에 2시간씩 일주일 동안 쬐게 했더니 67%에서 우울증 증상이 개선됐다는 연구 결과도 있다. 우울증은 주로 뇌 신경전달물질인 세로토닌 등의 부족으로 생기는 질환이지만, 햇빛을 통해 합성되는 비타민 D가 모자라도 발생할 수 있다. 우울증을 극복하기 위한 방법은 그 원인만큼이나 다양하고 복합적이지만, 가장 중요한 기본적인 치료는 가능한 한 태양이 가장 강한 기를 내뿜는 오전 11시에서 오후 2시 사이에 30분 이상 피부를 햇빛에 노출시켜 세로토닌 분비를 촉진시켜 충분한 양의 비타민 D를 만들어야 한다. 이때 주의할 점은 자외선 차단 크림을 절대로 바르지 말아야 하고 선글라스나 안경은 물론 콘택트렌즈도 빼고 가능한 한 피부를 많이 노출시켜야 한다. 일조량이 적은 겨울엔 훨씬 더 많은 시간 동안 햇볕을 쬐어야 한다.

7) 알츠하이머 위험성 감소

미국 신경학회학술지 '신경학(Neurology)'에 게재된 연구 결과에 따르면, "비타민 D가 부족하면 알츠하이머 치매를 포함한 모든 형태의 치매에 걸릴 위험이 높다."는 연구 결과가 나왔다. 비타민 D가 조금 부족한 경우 치매 위험이 50~60% 높아지고 많이 부족한 경우 120%까지 높아진다는 것이다. 앞서 말했듯이 햇빛의 자외선을 받으면 비타민 D가 피부를 통해 체내에 합성되기 때문에 치매를 예방하고 치유하는 데 큰 도움을 준다.

8) 신경 세포를 활성화시켜 뇌 기능이 향상된다

영국 케임브리지대학 연구팀이 65세 이상의 남녀 1,700명의 비타민 D 레벨을 측정한 결과, 비타민 D 레벨이 낮을 경우 뇌의 인지 기능이 떨어진다는 놀라운 사실을 발견했다. 기억력과 인지 기능을 담당하는 해마의 신경 세포 성장을 활성화시켜 뇌 기능을 향상시키는 비타민 D는 햇빛을 받아야만 만들어진다는 사실을 명심하자.

9) 햇빛을 쬐면 혈관이 확장되므로 혈압이 내려간다

영국 에든버러대학 연구팀은 '랜드마크 연구'에서 "피부가 햇빛에 노출될 경우, 피부에 산화질소가 생성돼 혈관이 확장되어 피가 잘 돌기 때문에 심장마비와 뇌졸중의 위험성도 낮아진다."고 발표했다.

10) 백혈구가 증가해 면역 체계를 강화한다

태양 빛은 우리 몸의 면역 체계를 강화하는 데 큰 역할을 한다. 몸이 태양 빛에 노출되면 질병과 싸우는 백혈구가 증가해 감염으로부터 몸을 보호한다.

11) 햇볕을 많이 쬐면 장수한다

내과의학 저널(Journal of Internal Medicine)에 실린 최신 논문에 따르면 일광욕을 좋아하는 사람들은 햇볕을 피해 다니는 사람들보다 장수할 가능성이 높다. 연구팀이 지난 20년간 스웨덴 여성 2만 9,518명의 기대수명 데이터를 분석한 결과, 햇볕에 자주 노출된 여성일수록 오래 사는 것으로 나타났다. 햇볕을 쬐는 습관을 가진 집단은 그렇지 않은 집단보다 심장 질환 위험률이 낮았고, 암이나 심장 질환과 무관한 조기 사망 위험률 역시 낮았다. 이번 연구 논문의 주요 저자인 펠레 린드크비스트 박사는 "흡연자 중 햇볕에 노출되는 시간이 가장 긴 그룹과 비흡연자 중 햇볕을 쬐는 시간이 가장 짧은 그룹은 건강을 위협받을 확률이 거의 비슷했다."며 "햇볕을 지나치게 기피하는 태도는 담배를 태우는 것만큼이나 건강에 해로울 수 있다는 의미"라고 설명했다.

12) 골세포의 파괴를 막아 준다

비타민 D 혈중 농도 30ng/mL 이상은 유지해야 뼈세포의 파괴를 막을 수 있다는 연구 결과가 나왔다. 국제성모병원 가정의학과 황희진 교수는 대한 골다공증학회 추계학술대회에서 '골다공증의 약물치료-칼슘과 비타민 D' 연구를 통해 "비타민 D는 혈중농도 30ng/mL 이상을 유지해야 부갑상샘 호르몬의 과도한 분비를 막아 뼈세포 파괴를 막는다."고 발표했다.

13) 신진대사가 활성화되어 삶의 질을 높인다

사무실 환경을 형광등 같은 인공조명 대신 가능한 한 밝은 자연광으로 유지하면 근로자의 수면과 신체 활동, 삶의 질을 높일 수 있다는 주장이 나왔다. 미국 노스웨스턴대학과 일리노이대학의 공동 연구팀은 최근 임상수면의학 저널(Journal of Clinical Sleep Medicine)에 발표한 논문에서 근로자의 건강을 위해서는 자연광이 중요하며, 건축물을 지을 때 이 같은 점이 고려되어야 한다고 주장했다. 이번 연구의 공동 저자인 일리노이대학 건축학과의 모하메드 교수는 "건축가들은 에너지 절감뿐만 아니라 사람들의 건강을 위해서도 자연광의 중요성을 인식해야 한다."고 말했다. 연구팀은 49명의 낮 근무자를 상대로 연구를 진행했다. 이들 중 27명은 창문이 없는 꽉 막힌 사무실에서, 22명은 창문이 있는 작업장에서 근무했다. 이어 연구팀은 실험 대상자로 하여금 스스로 리포트를 작성토록 한 뒤 그들의 삶의 질과 수면 만족도 등을 평가했다. 연구팀의 분석 결과 창문이 있는 사무실에서 일하는 근로자들은 육체적으로 활발했으며, 삶의 만족도 역시 높았다. 연구의 공동 저자인 노스웨스턴대학 의과대학의 필리 지 박사는 "낮 동안 자연광 노출이 기분과 신진대사에 좋다는 증거가 많아지고 있다."고 말했다. 햇빛을 쬐면 우리 몸에선 행복 호르몬으로 알려진 세로토닌(Serotorin)이 나오기 때문에 그러한 결과가 나온 것으로 보인다.

14) 대사(代謝) 증후군을 예방한다

비타민 D를 충분히 보충하면 노인의 대사 증후군[6] 발생 위험이 3분의 1로 감소하는 것으로 밝혀졌다. 이상화 이대목동병원 가정의학과 교수팀이 2012년 국민건강영양조사원 자료를 토대로 65세 이상 노인 1,264명의 혈중 비타민 D 농도와 대사 증후군의 관계를 분석한 결과 노인 10명 중 6명(792명)이 비타민 D 결핍 상태였으며 노인의 비타민 D 혈중 농도가 높을수록 대사 증후군의 유병률이 낮았던 것이다. 비타민 D가 충분한 노인이 고중성지방 혈증을 보일 위험은 비타민 D 결핍 노인의 40%에 그쳤다. 이상화 교수팀은 "비타민 D는 권장량보다 적으면 골다공증, 암, 당뇨병, 고혈압, 심장병, 자가면역질환 등의 발생 위험이 높아진다."며 "날씨가 쌀쌀해져도 바깥에 나가 햇빛을 쬐서 비타민 D의 체내 생성을 돕는 것이 효과

---

[6] 代謝 症候群. 혈압상승, 고혈당, 혈중지질이상, 비만(특히 복부비만) 등 심뇌혈관 질환 및 당뇨병의 위험을 높이는 위험인자가 겹쳐 있는 상태.

적인 노인의 대사 증후군 예방법"이라고 밝혔다.

15) 햇빛 부족은 발기부전을 초래한다

미국 존스홉킨스대학 의과대학의 에린 미코스 박사는 "질환이 없는 20세 이상 남성 3천 400여 명의 진료 자료를 분석한 결과, 햇빛을 덜 쬐 혈중 비타민 D 수치가 20ng/mL(밀리리터당 나노그램) 이하로 부족한 남성은 충분한 남성에 비해 발기부전 발생률이 32% 높다."는 연구 결과를 올랜도에서 열린 미국 심장학회(American Heart Association) 연례회의에서 발표했다. 비타민 D가 부족하면 체내 활성 산소가 증가하게 되는데 활성 산소의 증가는 산화질소(혈관을 이완시켜 혈류량이 늘어나게 함으로써 발기를 촉진 시킴)를 고갈시켜 발기부전을 초래한다고 보고 있다.

16) 남성호르몬인 테스토스테론(Testosterone)의 분비를 촉진한다

남성호르몬인 테스토스테론 혈중 농도는 일조량이 감소하는 11월부터 수치가 감소하다가 봄이나 여름에 걸쳐 서서히 증가한다. 그 이유는 햇빛이 많이 받아야만 남성호르몬인 테스토스테론 분비를 증가시키는 비타민 D를 많이 만들어 내기 때문이다. 미국 성의학 저널에 실린 밀란대 연구 결과에 따르면 발기부전 환자는 비타민 D 부족인 경우가 많으며, 발기부전 정도가 심각할수록 비타민 D 농도가 낮았다. 독일의 대체의학자 안드레아스 모리츠는 그의 저서

《햇빛의 선물》에서 "햇빛과 운동은 남성의 적절한 생식 능력을 유지하면서, 강하고 건강한 몸을 만들기 위한 이상적인 조합"이라고 말했다.

17) 햇빛을 덜 쬐면 편두통이 발생할 수 있다

미국 신시내티 의대 연구팀은 "편두통이 자주 생긴다면 햇빛에서도 그 원인을 찾아야 한다."면서 "햇빛에 노출되는 시간이 적으면 편두통을 앓을 위험이 전 연령대에서 커진다."고 주장했다.

18) 햇빛을 쬐이는 방법

우리 몸에서 얻어지는 비타민 D의 80%는 자외선 B에 의해 피부에서 만들어진다. 320nm 이상의 파장이 긴 자외선은 유리창을 통과하지만 그보다 파장이 짧은 UV-B는 유리창을 통과하지 못하기 때문에 야외에서 직접적으로 햇볕을 쪼여야 한다. 따라서 자외선이 약한 겨울에는 더 많은 시간을 밖에 나가 가능한 한 많은 시간 동안 햇볕을 충분히 쬐는 것이 좋다. 비타민 D 연구자인 미국 사우스웨스트 의대 소람 칼사 교수는 "피부를 보호하면서 햇빛 노출을 통해 안전하게 비타민 D를 얻으려면 일주일에 3~4번 햇빛이 좋은 오전 10시~오후 2시에 밖에 나가 손·발·팔·다리(피부 전체의 약 25%)를 노출시키면 800~1500IU의 비타민 D를 얻을 수 있다. 그러나 체지방이 많은 사람과 노인, 염증성 장 질환 같은 병이 있어 영양소 흡수가 잘 안 되는 사람들, 스테로이드제, 항경련제 등의 약물을 복용하는 사람들은 비타민 D가 쉽게 파괴되므로 이러한 약을 복용하는 사람들은 훨씬 더 많은 시간 햇빛을 쪼여야 한다."고 설명하고 있다.

* 피부를 많이 노출시켜라

햇빛을 쪼일 때는 가능한 한 피부를 많이 노출시키고 자외선 차단제, 선글라스 등으로 무장하지 말아야 한다. 긴 옷을 입어 피부를 노출시키지 않거나 자외선 차단제를 바르면 자외선이 95% 이상 차단되기 때문에 반드시 피부를 많이 노출시켜야 한다. 또한 안경, 콘택즈렌즈 등도 자외선을 차단하기 때문에 착용하지 말아야 한다. 미국에서 시행한 한 연구에 따르면, 반팔과 반바지 차림에 모자와 선글라스를 쓰지 않고 자외선 차단제를 바르지 않은 상태에서 한여름에 야외에 있을 경우 샌디에이고에서는 11분, 시애틀에서는 44분 정도 햇볕을 쬐어야 적정량의 비타민 D를 합성할 수 있다고 한다. 따라서 우리나라에서는 30~50분 정도 햇볕을 쪼이는 게 좋다. 피부 노화가 진행되면 비타민 D를 만들어 내는 능력이 떨어지므로, 65세 이상의 노인은, 젊은 층에 비해 햇빛을 보는 시간을 길게 잡는 게 좋다.

* 유리창을 통한 햇빛은 효과가 적다

햇빛은 자외선 A와 B로 나뉜다. 이때 비타민 D 합성에 필수적인 것은 자외선 B다. 자외선 A는 유리창을 뚫고 들어올 정도의 투과력을 가지고 있지만, 자외선 B는 투과력이 뛰어나지 않아 유리창을 완벽히 통과하지 못한다. 따라서 유리창을 통해 햇빛을 받는다면 비타민 D 합성 효과는 기대할 수 없다.

* 일조량이 부족한 겨울철을 대비해 가을의 햇빛을 축적해 둬야 한다

수용성인 비타민 B와 비타민 C는 몸속에서 제 기능을 다 하고 남으면 소변으로 배출되지만 비타민 D는 체내에 축적되는 특성이 있다. 이렇게 축적된 비타민 D의 면역 기능은 보통 3~4개월 정도 유지되므로 겨울을 대비해 가을에 미리 비타민 D를 축적해 두면 감기나 독감 등 각종 바이러스 질환 및 계절성 우울증 예방에 도움이 된다.

* 햇빛 알레르기가 있는 사람은 주의해야 한다

피부의 표피·진피층을 통과한 자외선이 면역세포를 자극해 생기는 햇빛 알레르기가 있는 사람은 햇볕을 쬐면 피부가 가렵고 두드러기·물집이 생기기도 하는데, 이러한 사람들은 햇볕 쬐는 시간을 서서히 조금씩 늘려야 한다.

* 특정 약물을 사용하는 경우에는 주의하라

퇴행성관절염 환자들이 가끔 쓰는 '케토프로펜' 성분의 파스와 약은 햇빛과 민감하게 반응하여 피부발진이나 가려움, 화상 등이 나타날 수 있으니, 해당 약물을 사용한 부위는 햇빛을 보지 않도록 주의해야 한다. 또한, 테트라사이클린 계열의 항생제나 소염제, 스테로이드, 경구 피임약, 항우울제, 비타민 A 유도체 등의 약물도 햇빛에 민감하게 반응할 수 있으니 주의하여야 한다.

* 光過敏性 피부를 가지고 있는 사람은 감귤류 오일을 피해야 한다
  베르가못(Bergamot) 등 감귤류 오일이 들어간 화장품을 바르면 햇빛에 민감하게 반응해 색소침착이나 화상 등의 화학 반응을 보이는 사람(광과민성, 光過敏性)은 햇빛을 쬐기 전에 감귤류 오일이 들어간 화장품 사용은 피해야 한다.

3. 운동은 가장 훌륭한 의사다

운동은 우리의 건강을 지켜 주는 가장 확실한 의사다.

운동을 하면 근력, 유연성, 심폐 기능이 좋아지고 면역력도 강해지기 때문에 심혈관 질환은 물론 암과 당뇨 등 대부분의 질병을 예방하고 치유할 수 있다. 이러한 사실은 그동안 이루어진 많은 연구에 의하여 분명하게 밝혀졌음에도 불구하고 운동을 소홀히 하고 약과 영양제에 의지하여 건강을 지키려는 사람들이 꽤 많이 있다. 이런 분들을 위하여 운동의 효과와 운동을 하지 않으면 우리 몸에 어떤 문제가 생기는지? 어떤 운동이 좋은지? 어느 정도의 강도로 해야 하는지? 운동 시간은 어느 정도가 좋은지? 운동과 관련한 모든 사실을 알아보자.

1) 치매의 위험을 낮추고 뇌 기능을 향상시킨다

미국 캘리포니아대학 로스앤젤레스 캠퍼스(UCLA) 알츠하이머병 및 치매 케어 프로그램 연구팀에 따르면 운동을 아주 조금 하거나 전혀 하지 않는 나이 든 사람들은 적절한 운동을 하는 사람에 비해 치매에 걸릴 위험이 50%나 높은 것으로 나타났다. 연구팀의 잘디탄 박사는 "이번 연구 결과 꼭 고강도의 운동이 아닌 적당한 수준의 운동만으로도 치매를 예방하는 데 도움이 되는 것으로 밝혀졌다."고 말했다. 특히 75세 이상의 노인에게서 운동의 치매 예방 효과가 가장 컸다. 탄 박사는 "이는 나이가 많이 들어서 운동을 해도 치매 예방 효과를 얻을 수 있다는 것을 보여 준다."고 말했다.

미국 댈러스에 소재한 쿠퍼 연구소가 중년 남녀 2만 명을 24년에 걸쳐 관찰 분석한 결과에 따르면 50세 때 가장 운동을 활발히 한 20%에 속하는 사람들은 가장 운동량이 적은 20%에 속하는 사람들보다 65세 때 치매에 걸리는 확률이 36% 더 낮은 것으로 나타났다. 이 연구를 수행한 로라드피나 박사는 운동을 하면 뇌 속으로 유입되는 피의 흐름이 더 좋은 것으로 나타났다고 설명했다. 이 같은 연구 결과는 평소에 몸을 많이 움직일수록 치매에 걸릴 위험이 낮다는 기존의 연구 결과와도 일치한다.

나이가 들어 가면서 뇌는 점점 수축하지만 연구 참가자들의 뇌를 스캔한 결과, 정기적으로 운동을 하는 사람들은 앉아 있기를 좋아하는 사람들에 비해 뇌 용적이 더 큰 것으로 밝혀졌다. 이번 연구 결과는 '노인학 의학저널(Journals of Gerontology:Medical Sciences)'에 실렸다.

미국 보스톤의대 니콜스 파르타노 교수 연구팀이 31세와 49세 사이 1,600명을 건강검진을 한 후 20년 뒤 다시 건강검진을 한 결과 운동을 하지 않은 사람들의 뇌는 규칙적인 운동을 한 사람들의 뇌보다 작은 사이즈를 보였다는 연구 결과를 '신경학의학 저널'에 밝혔다. 연구를 주도한 니콜스 파르타노 박사는 "운동이 혈액 순환을 촉진해 뇌 질병의 확률을 감소시켜 준다."고 설명했다. 연구자들은 특히 소파에 앉아서 텔레비전만 보거나, 집에서 잘 움직이지 않는 좌식 생활을 하면 노화가 가속화되고 뇌가 줄어드는 속도가 빨라져 치매 위험이 높아질 것이라고 경고했다.

인지신경과학 권위자인 일리노이대학 벡크먼 연구소 아서 크라머(Arthur F. Kramer) 교수는 "정기적인 유산소 운동은 노화에 따른 뇌 기능 저하를 예방할 뿐만 아니라 개선도 가능하며 그 효과는 뇌질환의 징후가 없는 사람뿐만 아니라 알츠하이머 환자에게도 효과적임을 보여 주고 있다."는 연구 결과를 '영국스포츠 의약저널(British Journal of Sports Medicine)'에 발표했다. 크라머 교수는 "유산소 운동을 6개월 정도만 하더라도 노화로 인하여 저하된 뇌 기능을 상당 부분 회복할 수 있다."고 말한다. 다른 선행 연구에서도 정기적으로 운동하는 사람은 운동을 하지 않는 사람에 비하여 인지능력을 담당하는 뇌회백질의 열화(劣化)가 적은 것으로 나타났다. 크라머 교수는 많은 의문점이 완전히 해명되지는 않았지만 "유산소 운동을 꾸준히 하면 인지 기능과 뇌 기능이 향상되고 고령자에 자주 나타나는 신경 쇠퇴 역시 역행시킬 가능성이 높다."고 결론을 내렸다.

특히 폐경기 여성들은 여성호르몬인 '에스트로겐' 감소로 인하여 인지능력장애 등 여러 가지 좋지 않은 변화가 찾아오는데 이때 적절한 운동을 하면 인지 기능의 저하를 막을 수 있다.

미국 연구팀은 맨해튼 북부지역에 사는 876명을 대상으로 연구를 실시한 결과 65세 이상의 노인층에서 운동을 전혀 하지 않거나 조금 하는 사람은 적절하게 운동을 하는 사람에 비해 뇌 나이가 10년은 더 늙은 것과 같은 뇌 기능 감소가 있는 것을 발견했다. 연구팀은 연구 시점에서 이들이 얼마나 운동을 하고 있는지 조사를 했고 7년 후에 기억력과 사고력 등에 대한 테스트를 하고, 또 5년 후에 기억력과 사고력 테스트를 다시 실시했다. 조사 시점에서 연구 대상자들은 기억력이나 사고력에 어떤 문제도 보이지 않았다. 하지만 세월이 지나면서 운동을 하지 않은 사람들은 뇌 나이 5년 이상에 해당하는 뇌 기능 쇠퇴가 있는 것으로 나타났다. 이번 연구를 주도한 마이애미 대학교 클린턴 라이트 박사는 "65세 이상의 나이 든 사람들도 꾸준히 운동을 하면 인지능력을 더 오랫동안 보존할 수 있다는 것이 밝혀졌다."고 말했다.

미국 러시대학 메디컬센터는 특별한 운동뿐만 아니라 요리, 설거지, 청소, 등 몸을 많이 움직이는 활동만으로도 치매를 막는 데 도움이 된다는 연구 결과를 미국 '내과학회보(Annals of Internal Medicine)'에 게재했다.

일본 쓰쿠바대학 소야 히데아키 교수팀은 유산소성 체력이 더 좋은 노인이 젊은 시절과 같은 방식으로 뇌를 사용해 정신적 활동도 더 잘한다는 연구 결과를 뇌 기능 분야 전문지 '뉴로이미지(NeuroImage)' 온라인판에 실었다. 젊은 성인과 나이 든 성인의 뇌 활성화 영역을 비교해 보면 젊을 때는 단기 기억이나 언어이해와 관련된 정신 활동을 할 때 뇌전두엽의 앞부분인 '전전두피질(PFC)'의 왼편을 주로 사용한다. 반면 나이가 들었을 때는 전전두피질의 양편을 균등하게 사용한다. 노화 때문에 뇌의 용량과 효율이 줄어들면서 발생하는 현상이다. 예를 들면 연구팀은 64~75세 사이의 일본 남성 60명을 대상으로 유산소성 체력 테스트와 함께 뇌 기능 테스트를 시행했다. 또 뇌의 활성화 영역과 활성화 정도를 볼 수 있는 '근적외 분광법(NIRS)'을 활용해 시험자의 뇌를 함께 분석했다. 그 결과 유산소성 체력이 뛰어난 노인은 뇌 활동도 젊을 때와 비슷하게 나타났다. 선택적 집중력과 실행력이 좋았고 반응 속도도 빨랐으며 뇌도 젊을 때처럼 전전두피질의 왼편이 주로 활성화됐다. 소야 교수는 "나이가 들어도 유산소성 체력이 좋을수록 뇌의 양쪽을 연결해 정보를 전달하는 통로 역할을 하는 '백질'이 줄지 않았다."며 "꾸준한 유산소 운동이 젊은 시절의 정신활동을 유지할 수 있는 비결이 될 수 있다."고 말했다.

미국 보스톤의대 니콜스 파르타노 교수 연구팀이 31세와 49세 사이의 성인 1,600명을 대상으로 1980년대 초 건강검진을 한 후 20년 뒤 다시 건강검진을 한 결과 30~40대에 운동을 적게 한 사람들의 뇌가 더 빨리 줄어들어 규칙적인 운동을 한 사람들의 평균보다 작은 사이즈를 보였다고 '신경학의학 저널'에 밝혔다. 연구자들은 특히 소파에 앉아서 텔레비전만 보거나, 집에서 잘 움직이지 않는 좌식 생활을 하면 뇌가 줄어드는 속도가 빨라져 치매 위험이 높아질 것이라고 경고했다. 연구를 주도한 니콜스 파르타노 박사는 "운동이 혈액 순환을 촉진해 뇌 질병의 확률을 감소시킨다."고 설명했다.

미국 댈러스에 소재한 쿠퍼 연구소가 중년 남녀 2만 명을 24년에 걸쳐 관찰 분석한 결과에 따르면 50세 때 가장 운동을 활발히 한 20%에 속하는 이들은 가장 운동량이 적은 20%에 속하는 사람들보다 65세 때 치매에 걸리는 확률이 36% 더 낮은 것으로 나타났다. 이 연구를 수행한 로라드피나 박사는 운동을 하면 뇌 속으로 유입되는 피의 흐름이 더 좋은 것으로 나타났다고 설명했다.

미국 국민의료보험당국은 성인들은 매주 150분의 가벼운 운동이나 75분의 격렬한 운동을 할 것을 권고하고 있다. 미국 러시대학 메디컬 센터의 연구에서는 운동뿐만 아니라 요리, 설거지, 청소, 카드게임 등 몸을 움직여서 하는 모든 일은 치매를 막는 데 도움이 되는 것으로 나타났다. 이번 연구 결과는 '내과학회보(Annals of Internal Medicine)'에 실렸다.

미국 캘리포니아대학 로스앤젤레스 캠퍼스(UCLA) 알츠하이머 및 치매 케어 프로그램 연구팀에 따르면 운동을 아주 조금 하거나 전혀 하지 않는 나이 든 사람들은 적절한 운동을 하는 사람에 비해 치매에 걸릴 위험이 50%나 높은 것으로 나타났다. 연구팀의 잘디 탄 박사는 "이번 연구 결과 꼭 고강도의 운동이 아닌 적당한 수준의 신체 활동도 치매를 예방하는 데 도움이 되는 것으로 밝혀졌다."고 말했다. 특히 75세 이상의 노인에게서 운동의 치매 예방 효과가 가장 컸다. 탄 박사는 "이는 나이가 많이 들어서 운동을 해도 치매 예방 효과를 얻을 수 있다는 것을 보여 준다."고 말했다. 나이가 들어

가면서 뇌는 점점 축소되지만 정기적으로 운동을 하는 사람들은 앉아 있기를 좋아하는 사람들에 비해 뇌 용적이 더 큰 것으로 밝혀졌다. 연구팀은 3천7백 명의 연구 대상자들을 활동 정도에 따라 5단계로 분류하고 이들이 얼마나 자주 운동을 하는가를 10년 넘게 추적 관찰한 결과, 가장 적게 움직이는 1단계에 속한 사람들은 나머지 4단계에 속한 사람들에 비해 치매에 걸릴 가능성이 50%나 높았다. 이번 연구 결과는 '노인학 의학저널(Journals of Gerontology: Medical Sciences)'에 실렸다.

2) 운동할 때 나오는 아드레날린(Adrenaline)이 암세포 성장을 억제한다

최근 덴마크 연구팀은 강도 높은 운동을 할 때 분비되는 아드레날린[7]이 암세포의 성장 속도를 절반 가까이 늦춘다는 연구 결과를 '셀 메타볼리즘(Cell Metabolism)'에 발표했다.

페닐레호이맨 코펜하겐대 연구팀은 폐와 간, 피부에 암세포를 이식한 쥐에게 아드레날린을 투여한 뒤 종양의 성장 속도를 관찰한 결과 아드레날린이 암세포를 공격하는 면역세포인 NK세포(Natural Killer Cells, 자연 살해 세포)를 혈류 속으로 유도해 종양을 공격하게 만드는 것으로 나타났다. 반면에 아드레날린 차단제를 투여하면 쥐가 격렬한 운동을 하더라도 종양이 자라는 속도에 변화가 없는

---

7) 아드레날린은 부신에서 분비되는 호르몬이자 신경전달물질로, 스트레스나 위협 상황에서 신체가 빠르게 반응할 수 있도록 돕는 역할을 한다.

것으로 확인됐다.

3) 노화를 늦춘다

독일 자를란트대학 연구팀이 30~60세 남녀 69명을 대상으로 운동이 신체에 가져오는 효과에 대한 연구를 실시한 결과 규칙적으로 운동을 하면 6개월 이내에 손상된 DNA의 복구를 촉진하는 변화가 나타났다. 영국 런던 세인트조지의대 산자이 샤르마 교수는 연구 결과에 대해 "규칙적 운동이 노화 과정을 늦출 수 있다는 것을 보여준 것"이라며 "노화를 피할 수는 없지만 늦출 수는 있으며 또래의 다른 사람보다 더 젊어 보일 수 있고 90대까지 장수도 가능하다."고 말했다. 유럽 심장학회에 참석한 전문가들은 운동을 시작하는데 결코 늦는 법은 없다고 강조했다.

영국 케임브리지대학 의과대학원 공중 보건연구소의 크리스티 디턴 교수는 "운동을 언제 시작하느냐에 관계없이 더 활동적일수록 더 많은 이점을 가져다준다."고 지적했다.

4) 학생들의 학업 성적이 높아진다

학생들이 규칙적으로 운동을 하면 학업 성적도 높아지는 것으로 나타났다. 네덜란드 암스테르담 브리제 대학교 메디컬 센터 연구팀은 1990~2010년에 진행된 14개의 연구 결과(미국 12개, 캐나다 1개, 남아프리카공화국 1개)를 분석했다. 각 연구는 6~18세, 1만

2,000~53만여 명을 대상으로 8주에서 5년에 걸쳐 진행된 것이다. 연구팀은 규칙적으로 운동을 하는 집단과 그렇지 않은 집단으로 분류하고 비교 관찰한 결과, 운동을 규칙적으로 한 학생들의 성적과 행복지수가 그렇지 않은 학생들에 비해 22~75% 더 높게 나타났다. 운동을 하면 심폐 기능이 향상되어 뇌로 가는 혈액과 산소의 양이 늘어나고, 엔도르핀 분비도 늘어나 스트레스를 줄여 주고, 새로운 신경 세포의 생성을 도와주기 때문에 나타나는 당연한 결과이다.

5) 대사 활동이 증진되고 머리도 좋아진다

최근 연구에 따르면 운동을 하면 장(腸)에 좋은 미생물이 많이 형성돼 뇌가 건강해지고, 몸의 대사 기능도 좋아진다. 어릴 때 운동을 하면 효과가 더 좋으며, 평생 지속되는 것으로 나타났다. 특히 운동의 장기적 효과는 수많은 약품이나 보양식도 따를 수 없을 만큼 좋다.

미국 콜로라도대 연구팀은 최근 발표한 논문에서 운동을 하면 뇌를 건강하게 하고 대사 활동을 증진하는 미생물이 더 많아지기 때문에 두뇌 활동을 증진할 뿐만 아니라, 우울증에 견디는 힘도 내게 해 준다고 말했다. 인간의 뇌는 장에 살고 있는 미생물의 신호에 대해서도 반응하기 때문에 나타나는 현상이다. 연구팀은 매일 운동을 하는 어린 쥐의 장내 미생물과 앉아만 있는 어린 쥐, 어른 쥐의 장내 미생물과 비교했다. 그 결과 매일 운동을 한 어린 쥐의 장에 있는 유익한 유산균이 앉아만 있는 쥐 또는 성인 쥐보다 더 많았다.

6) 사망률을 감소시키고, 수명을 연장한다

미국 로렌스버클리국립연구소(LBNL: Lawrence Berkeley National)는 일주일에 평균 42분 운동을 하거나 하루에 15분씩 운동한 그룹이 활동이 없는 그룹에 비해 사망률 감소(14%)와 수명 연장(3년)의 결과를 가져왔다고 발표한 바 있다.

7) 걷기 운동의 효과

많은 종류의 운동이 있지만 그중 걷기가 가장 좋은 운동이다. 걷기는 약간의 시간 만 투자하면 때와 장소에 구애를 받지 않고 누구나 쉽게 할 수 있는 운동이다.

미국 연방정부의 지원을 받아 '워싱턴 재향군인 의료센터'가 1만 5,660명을 대상으로 연구한 결과 중년과 고령자의 대부분은 적당한 페이스로 하루 30분, 1주에 5~6일 걸으면 건강을 유지할 수 있다는 연구 결과를 2008년 'Circulation' 저널에 발표했다. 대표 연구자인 워싱턴 재향군인 의료센터 운동시험연구부장인 피터 코키노스(Peter Kokkinos) 박사는 "30분 걷기가 부담되는 사람은 오전에 10~15분, 저녁에 10~15분으로 나누어 걸어도 된다. 누적 운동량이 같다면 얻을 수 있는 이익도 같다."고 설명한다.

* 걷기 운동은 심혈관 질환을 예방한다

2019년 질병별 사망자 수 1위는 심혈관 질환으로 전 세계에서

1,860만 명이 사망했다. 세계 심장 연합은 매년 9월 29일을 '세계 심장의 날(World Heart Day)'로 정하고, 매년 특정한 주제를 가지고 심혈관 질환 예방을 위한 캠페인을 진행하고 있는데 2016년에는 '걷기'가 심혈관 질환의 효과적인 예방법이라는 사실을 널리 알리기 위하여 '심혈관질환 예방을 위한 8주간의 걷기 도전(8 Week Walking Challenge)' 캠페인을 펼쳤다.

일반적으로 뛰기가 걷기보다 칼로리 소모가 많기 때문에 건강에도 훨씬 더 이로울 것이라고 생각하지만 미국 심장협회 저널에 게재된 연구 결과에 따르면 걷기가 더 효과적이다. 33,060명은 뛰기를, 15,045명은 걷기를 시행한 결과, 뛰기는 심장 질환 위험을 4.5% 감소시킨 반면, 걷기는 9.3%까지 감소시켰다.

'하버드대 건강 저널(Harvard Health Publications)'은 하루 20분씩 걷기를 하면 심혈관 질환 위험을 30% 낮출 수 있다고 밝혔다. 이러한 연구 결과들은 달리기보다는 걷기가 심장 질환 예방에 더 효과적이라는 사실을 보여 주고 있다.

* **퇴행성 관절염에도 효과적이다**

퇴행성 관절염이 있는 사람도 조금씩이나마 꾸준히 걸으면 관절 주변 근육이 강화되어 관절이 받는 충격을 줄여주기 때문에 관절염 증상을 완화하는 데 도움이 된다. 무릎 관절이 안 좋은 경우 허벅지 앞쪽 근육인 대퇴사두근을 강화해 무릎 관절을 안정화하는 것이 중요한데, 걷기는 이 부위를 단련하는 데 효과적인 운동이다.

* **걷기는 뇌 기능을 향상시킨다**

영국 킹스칼리지대 '클레어 스티브스' 임상연구원이 이끈 연구팀은 다리 근력이 뇌의 정신적 기능과 관련 있다는 연구 결과를 국제 노인병 학회지 '제론톨로지(Gerontology)'에 발표했다. 연구팀은 유전적 요인을 배제한 정확한 결과를 도출하기 위하여 평균 나이 55세인 영국의 일란성 쌍둥이 자매 324쌍에 대하여 10년 전과 현재의 건강 기록을 비교 분석한 결과, 평소 걷기 운동으로 다리 근력이 더 좋았던 사람은 10년이 지난 뒤에도 인지능력이 좋은 것으로 나타났다. 연구팀은 동물 실험을 통한 선행 연구에서도 근력 운동이 뇌신경 세포를 성장하게 하는 호르몬 분비를 촉진시킨다는 사실을 밝힌 바 있다.

* **걷기는 신장 질환으로 인한 사망 위험을 59%까지 줄일 수 있다**

대만의 중국 의과대학 연구팀은 단순한 걷기가 만성 신장 질환 환자들에게 어떤 영향을 미치는가를 알아보기 위한 연구를 진행했다. 연구팀은 평균 연령 70세의 환자 6,363명을 관찰했다. 모든 환자들은 만성 신장 질환의 3단계에서 말기인 5단계에까지 걸쳐 있었으며, 평균 1년 3개월 동안 추적 관찰한 결과 걷기를 할 경우 투석이나 신장이식 위험이 21% 줄어들었다. 또 만성 신장 질환으로 인한 사망 확률도 33% 낮아졌다. 일주일에 1~2회 걸은 환자들은 그렇지 않은 환자들에 비해 사망률이 17% 적었다. 이에 비해 일주일에 3~4회는 사망률이 28%, 5~6회는 58%, 7회 이상은 59%까지 줄어들었다. 연구팀의 체이 추 박사는 "만성 신장 질환 환자들은 그들이 원할 경우 걸을 수 있다. 그리고 걷기는 생존 확률을 높여 주고 투석의 위험도 줄여 준다."고 밝혔다. 이번 연구 결과는 미국 의료 전문 매체 메디컬 데일리 등에 실렸다.

8) 고강도 인터벌 트레이닝(HIIT)은 내장지방을 제거한다

체중 감량을 할 때 체내 모든 지방이 균등하게 빠져나가면 좋겠지만 가장 먼저 빠지는 부위가 있는가 하면, 좀 더 긴 시간이 흐른 뒤에야 비로소 빠져나가는 부위도 있다. 바로 내장지방이 뒤늦게 빠지는 지방이다. 최근 연구에 따르면 불룩 튀어나온 뱃살과 내장지방을 없애는 데 효과적인 운동이 있다. 스포츠 의학과 육체건강 저널에 발표한 연구 논문에 의하면 고강도 인터벌 운동이 뱃살을 빼는 데 보다 효과적인 것으로 나타났다. 고강도 인터벌 트레이닝(HIIT)은 짧은 시간에 체력을 극한으로까지 몰아붙이는 운동이다. 이 운동은 강도가 센 만큼 단시간 운동을 하고 휴식을 취하는 패턴을 반복해야 한다.

그렇다면 운동 사이마다 휴식 시간은 얼마나 가져야 하는 걸까. 미국 볼링그린주립 대학교 연구팀에 따르면 인터벌 운동과 휴식 시간의 비율은 2:1이 가장 적당하다. 2분간 고강도 운동을 했다면 1분간 휴식을 취하는 패턴을 반복하는 것이다. 이 대학의 운동과학부 매트 로랑 교수는 "2:1 비율로 운동과 휴식을 취하면 다음 인터벌 동작을 이어 갈 수 있을 만큼의 체력은 비축되면서 재빨리 다시 심장박동수를 상승시킬 수 있는 상태도 유지된다."고 설명했다. 이번 연구는 '힘과 컨디션 저널(Journal of Strength and Conditioning)'에 발표됐다.

9) 근력 운동은 장수에 도움이 된다

나이가 들어서도 바벨을 들거나 팔굽혀펴기 등 근력 운동을 하면 건강에 좋다는 것은 이미 알려진 사실이다. 그런데 여기에 덧붙여 노인들이 근력 운동을 꾸준히 하면 장수에 도움이 된다는 연구 결과가 나왔다.

미국 펜실베이니아 주립대학교 연구팀이 65세 이상의 노인 3만여 명을 대상으로 15년 동안 관찰한 결과, 일주일에 2번 정도 근력 운동을 하는 노인들은 여러 가지 이유로 사망할 확률이 거의 절반 정도 낮아지는 것으로 나타났다. 연구팀의 제니퍼 크라쉬뉴스키 의학 및 공중보건학과 교수는 "더 오래 건강하게 사는 비결은 약에 있는 것이 아니라 아령이나 바벨 등에 있다."며 "근력 운동은 사망 위험을 감소시키며 나이가 들어가면서 점점 약해지는 여러 가지 신체 기능을 개선하는 효과가 있다."고 말했다.

캘리포니아 대학교 로스앤젤레스 캠퍼스(UCLA) 의과대학 교수인 정형외과 전문의 브래드 토마스 박사는 "근력 운동은 뼈와 관절을 강화하는데 이번 연구 결과 장수에도 효과가 있다는 것이 밝혀졌다."고 말했다. 이번 연구 결과는 예방의학(Preventive Medicine) 저널에 실렸다.

10) 규칙적으로 운동하면 학업 성적도 높아진다

학생들이 규칙적으로 운동을 하면 학업 성적도 높아지는 것으로 나타났다. 네덜란드 암스테르담 브리제 대학교 메디컬 센터 연구팀은 1990~2010년에 진행된 14개의 연구(미국 12개, 캐나다 1개, 남아프리카공화국 1개) 결과를 분석했다. 각 연구는 6~18세 사이의 청소년을 대상으로 8주에서 5년에 걸쳐 진행된 것이다. 연구팀은 규칙적으로 운동을 하는 집단과 그렇지 않은 집단으로 분류했다. 그 뒤 항목별로 두 집단을 비교 관찰한 결과 운동을 규칙적으로 한 학생들의 성적과 행복지수가 그렇지 않은 학생들에 비해 22~75% 더 높게 나타났다. 연구팀의 아미카싱 박사는 "연구 결과 적극적으로 운동하는 학생들의 성적이 더 높게 나타났다."며 "규칙적인 운동이 학업 성취도를 높이는 데 관련이 있음을 알 수 있다."고 설명했다. 이 같은 현상을 설명해 주는 과학적 근거도 있다. 우선 운동을 하면 심폐 지구력이 향상되면서 뇌로 공급되는 피와 산소의 양이 늘어난다. 또 엔도르핀과 노르에피네프린(Norepinephrine)분비도 늘어나 스트레스를 줄여 주고 새로운 신경 세포의 생성을 도와준다.

11) 달리기 운동은 무릎을 보호한다

미국 베일러 의과대학 연구팀은 2천6백여 명을 대상으로 이들이 인생의 특정 시기별로 한 신체 활동의 종류 등을 분석했다. 이들이 12~18세, 19~34세, 35~49세, 50세 이상 때 각 시기별로 한 신체 활동을 조사했다. 참가자 중 29%가 이 시기 중 한번은 정기적으로 달리기 운동을 했다. 연구 결과 나이에 상관없이 달리기 운동을 하는 사람들은 그렇지 않은 사람들에 비해 무릎 통증이 적은 것으로 나타났다. 또 무릎 관절염 증상이나 질환이 훨씬 적은 것으로 조사됐다.

 연구팀의 그레이스 히시아오-웨이로 박사는 "달리기 운동을 꾸준히 하는 것이 무릎 관절염 위험을 높이는 것이 아니라 오히려 무릎을 보호하는 것으로 나타났다."며 "현재 무릎에 퇴행성 관절염을 앓고 있지 않은 사람들이라면 달리기를 그만둘 이유가 전혀 없다."고 말했다. 달리기와 무릎 관절염에 대한 이전의 연구들은 남자 달리기 선수들을 대상으로 한 것이었으나 이번 연구는 일반인에게도 적용될 수 있는 것이다. 이번 연구 결과는 미국 류마티스학회(American College of Rheumatology) 연례회의에서 발표됐다.

12) 외발 뛰기는 골밀도를 높인다

 영국 러프버러대학 연구진은 하루 2분씩 한쪽 다리를 든 상태에서 '외발 뛰기'를 하면 골밀도를 높일 수 있다고 밝혔다. 이번 연구 성과는 연구진이 65~80세 사이의 남성 34명을 대상으로 1년간 진행한 실험을 통해 밝혀졌다. 참가자들은 매일 2분씩 외발 뛰기를 했으며 비교를 위해 평소 식습관과 운동 습관 등은 전혀 바꾸지 않았다. 그 결과, 참가자들은 1년 만에 골밀도가 전보다 훨씬 상승한 것으로 나타났다. 뼈의 표면은 물론 그 밑에 스펀지 형태로 돼 있는 부분까지 모든 곳에서 최대 7%까지 골밀도가 상승해 있었다. 일반적으로 운동을 하면 뼈에 자극이 가해지는데 이 자극이 뼈세포를 활성화시켜 뼈를 강하게 해 주기 때문이다. 연구를 이끈 사라 앨리슨 박사는 "노인에게 점프를 단 2분간 하도록 한 것만으로도 효과를 얻을 수 있다는 것은 놀라운 성과다."라며 "뼈가 강해지면 복합골절(뼈가 부러져 뼈와 그 주위의 연부 조직에 중대한 손상이 있고 피부 밖으로 뼈가 노출된 상태) 등 심각한 상황을 막을 수 있을 것"이라고 말했다. 이런 운동은 골밀도가 점점 낮아지고 있는 중년층에서도 매일 하면 더 큰 효과를 볼 수 있을지도 모른다. 한편 이번 연구는 영국의학연구위원회(MRC)가 지원했으며 뼈 매핑 분석은 영국국립골다공증협회가 진행했다.

13) 목디스크를 예방하는 매켄지 체조

디스크를 예방하기 위해서는 어깨와 고개를 뒤로 젖히는 매켄지 체조가 도움이 된다. 버스나 지하철을 이용하다 보면 목적지에 도착할 때까지 스마트폰을 사용하는 사람들을 쉽게 볼 수 있다. 그런데 스마트폰을 이용하면서 거북이처럼 고개를 앞으로 쭉 뺀 자세를 장시간 취하게 되면 목디스크가 발생할 위험이 커진다. 목을 앞으로 뺀 자세를 취할 때 목 척추뼈가 앞쪽으로 기울어 목에서 충격 완화 작용을 하는 수핵이 제 위치에서 빠져나오거나 터져 목디스크가 발생하는 것이다. 실제로 목디스크 환자 현황을 보면 스마트폰이 없던 2007년에는 환자가 57만여 명이었던 것에 비해 스마트폰이 본격적으로 상용화된 2011년에 78만 명으로 증가한 것으로 나타났다. 목디스크 환자가 증가함에 따라 목디스크 예방에 대한 사람들의 관심도 높아졌다. 최근 대중의 관심을 모으고 있는 예방법은 목디스크 예방에 도움이 된다고 알려진 일명 '매켄지 체조'다. 매켄지 체조는 어깻죽지와 고개를 뒤로 젖힌 상태를 5초간 유지하는 것으로, 뉴질랜드 신경외과 의사 매켄지가 고안한 운동법이다. 이 운동법은 몸을 뒤로 젖히는 자세를 통해 뒤로 빠져나가려는 수핵을 앞으로 이동시키는 것을 목적으로 한다. 매켄지 체조 방법은 간단하다. 우선 앉은 자세에서 허리를 곧게 편 뒤 어깨뼈를 뒤로 지그시 당겨 어깻죽지가 뒤로 완전히 젖혀지도록 한다. 이 상태에서 고개를 들어 하늘을 본 채로 5초간 유지하면 된다. 전문가들은 이 운동을 15분마다 1회씩 하는 것이 목디스크 예방에 도움이 된다고 말했다. 그러나 고개를 뒤로 젖히는 동작을 할 때 통증이 생긴다면 통증이 나타나기 직전까지만 젖히는 것이 좋다. 매켄지 체조는 허리 디스크 예방에도 도움이 된다. 아침저녁으로 바닥에 엎드린 자세에서 골반은 바닥에 붙이고 상체를 세워 허리 척추뼈를 뒤로 젖히면 된다. 이 동작을 하면 허리 디스크 수핵이 앞쪽으로 이동해 수핵이 제자리를 벗어나는 수핵탈출증을 예방하는 데 도움이 된다.

14) 허리 근력을 키우는 운동

평소에 척추를 싸고 있는 척추기립근을 튼튼하게 하는 근력 운동을 하는 것도 도움이 된다. 등을 바닥에 대고 누운 후 양발과 어깨로 몸을 지지하면서 등·허리·엉덩이를 최대한 들어 올리는 동작이나 엎드려서 비행기 자세를 하면 척추기립근을 강화하는 데 도움이 된다. 그러나 윗몸 일으키기, 접영, 평형 등과 같이 허리를 구부렸다 폈다를 반복하는 운동은 삼가야 한다. 삼성서울병원 정형외과 정성수 교수는 "윗몸 일으키기 등 허리를 구부렸다 폈다를 반복하는 운동은 디스크에 반복적인 미세 외상을 가하면서 퇴행성 변화가 촉진될 수 있다."고 말했다.

15) 종아리 마사지는 수많은 질병을 예방해 준다

종아리는 '제2의 심장'이라고 불릴 만큼 중요한 근육기관이다. 종아리 근육이 피로하지 않도록 매일 5분만 주물러 주면 혈액 순환이 원활해지고 몸이 따뜻해진다. 그 결과 면역력도 높아지면서 고혈압, 당뇨병, 암, 심근경색, 아토피, 천식, 요통, 무릎 통증, 하지정맥류, 어깨 결림, 냉증, 불면증, 갱년기 및 치매 증상을 예방하고 개선시키는 데 효과적이다. 종아리 마사지는 언제 어디서나 쉽게 실천할 수 있으면서 일생 동안 만병을 예방하고 개선시켜 주는 최강의 건강법이자 장수법이다. 종아리는 다리로 내려온 혈액을 심장으로 다시 밀어 올리는 작용을 한다. 이 종아리의 기능이 약해지면 혈류가 막혀 혈전이 생기기 쉽고, 혈관이 노화되어 뇌졸중이나 심장병 같은 무서운 질병을 유발할 수 있다. 또한 영양분과 호르몬도 원활하게 흐르지 않고, 혈액도 몸 구석구석까지 닿지 않아 몸이 차가워진다. 몸이 차가워지면 위장과 심장, 신장이 잘 작동하지 않으므로 면역력도 떨어진다. 면역력이 저하되면 우리 몸은 곳곳이 손상된다. 그래서 감기에 잘 걸리며 지방과 노폐물이 쌓여 몸이 쉽게 붓거나 살이 잘 찌며 피부가 탁해지고 머리카락이 푸석거린다. 종아리 마사지는 만병을 막아 주는 장수 마사지다.

16) 연령대별로 적합한 운동

자신의 몸 상태를 고려하지 않고 무리하게 운동을 하여 근육을 혹사시키면 오히려 근육과 관절 부상을 당할 수 있으므로 나이와 몸 상태에 알맞게 운동하여야 한다.

* 20~30대
20~30대 젊은 층은 활동적인 전신 운동으로 신체에 활력을 불어넣는 것이 좋다. 비교적 강도가 높고 활동적인 유산소 운동과 근력 운동을 병행하는 게 효과적이다. 에너지 소비가 많고 전신을 고르게 사용할 수 있는 달리기, 계단 오르기, 요가, 축구 등이 좋다. 허리나 무릎 관절 등에 특별한 통증이나 질환이 없다면 단시간에 큰 에너지를 소모하는 스피닝, 헬스 등의 기구를 이용한 근력 운동도 좋다. 한 자세로 오래 근무하는 직장인은 경직된 근육을 유연하게 하는 플라잉요가, 기구 필라테스 등 움직임이 큰 스트레칭 운동도 도움이 된다.

* 40대
40대는 각종 질병이 발생하기 시작하는 시기이다. 근육 역시 40

세 이후 급속히 감소하는 경향을 보인다. 따라서 자신의 운동 능력을 과신하고 체력 소모가 큰 강도 높은 운동보다 기초대사량을 높이는 운동을 하는 것이 바람직하다. 경쟁심을 부르는 운동은 과한 체력 소모를 유발해 부상을 당할 수 있으므로 피해야 한다. 평소 운동하지 않았다면 1kg 정도의 아령으로 관절 주위 근육을 자극하는 것이 바람직하다. 40대는 체중 관리를 시작해야 하는 시기이기도 하다. 40대 중반을 넘어서면 남녀 모두 호르몬 변화를 겪어 체중이 늘기 쉽다. 체중 증가는 각종 성인병뿐만 아니라 관절에 부담을 줘 퇴행성 관절염을 부추길 수 있다. 체중이 1kg 증가하면 약 8kg의 무릎 하중이 가해지는 만큼 무리하지 않는 선에서 수영, 걷기 등으로 꾸준히 체중 관리를 해야 한다.

연세바른병원 강지호 원장은 "빨리 걷기와 천천히 걷기를 반복하며 주 5일 정도 운동하며 거리를 늘려 가는 것이 좋다."며 "단, 주당 24km를 넘는 과도한 운동은 피해야 한다."고 말했다.

* 50대

50대 여성은 폐경기로 인해 에스트로겐(여성호르몬)이 줄어 골다공증 위험이 높고, 남성 역시 피로 누적 등으로 인해 어깨 관절이 급격히 약해진다. 이 시기는 무리해 운동하기보다는 근육의 유연성을 돕고 균형감을 기를 수 있는 체조, 요가 등 맨몸 운동과 고정자전거를 타는 것도 좋다. 시속 5km 정도의 느린 속도로 무릎 관절에 무리가 가지 않게 해야 한다. 또 외상 방지를 위해서 운동 전, 후 10분 스트레칭을 하여 몸의 긴장을 풀고 근육을 이완해야 부상을 예방할 수 있다.

* 60대 이상

60대의 운동 목표는 '체력 유지'다. 이 시기는 몸에 누적된 질병들이 하나둘 통증으로 나타난다. 특히 관절이 퇴화함으로 인하여 활동이 제한되고 통증이 나타나는 만큼 관절을 보호하는 것이 운동의 목적이 돼야 한다. 심장이나 폐, 관절 등 신체 전반에 무리가 가지 않으면서 전신 운동을 할 수 있는 스트레칭, 단전호흡, 평지 걷기, 체조 등 약한 강도로 하루 30분 정도 꾸준히 하는 것이 효과적이다.

제3장

10대 질병의 치료

1. 감기

감기(感氣)는 전 국민 누구나가 일 년에 한두 번 정도는 걸리는 가장 흔한 질병으로 코와 목 부분을 포함한 상부 호흡기계가 감기 바이러스에 감염되어 발생하는데 코막힘, 콧물, 인후통, 기침, 재채기, 미열, 두통 및 근육통과 같은 증상이 나타난다.

1) 발생 원인

감기는 감기 환자의 코와 입에서 나오는 분비물이 재채기나 기침을 통해 외부로 나오게 되면 그 속에 있던 감기 바이러스가 다른 사람들의 코나 입을 통해 들어가 일으키는 질병이다. 그 외에도 감기 환자의 호흡기 분비물이 묻어 있는 수건 등을 만진 후 그 손으로 눈이나 코, 입 등을 비볐을 때에도 감염된다.

감기 바이러스는 수시로 우리 몸속에 들어오지만 거의 대부분은 우리의 면역세포가 제압하기 때문에 별문제가 없지만 심한 스트레스를 받거나 피로가 누적되어 면역 체계가 제대로 작동하지 못하면 질병으로 발전하게 된다.

2) 감기를 치료하는 약은 없다

세균은 자기가 단독으로 유전자 정보를 복제하여 번식하고 신진대사가 가능하기 때문에 혼자서 살아가는 독립된 생명체이지만 바이러스는 자기 혼자서 독립적으로 살아갈 수 없기 때문에 사람의 세포 속에 침투해 들어가 세포 속의 영양분을 먹고 살아간다. 그러므로 우리 몸을 만들고 있는 세포에 손상을 주지 않고 바이러스만 죽이는 것은 불가능한 일이다. 아무리 강력한 살균력을 가진 항생제라도 감기 바이러스는 한 마리도 죽이지 못하기 때문에 의사들이 감기를 치료할 방법이 전혀 없다. 그렇기 때문에 미국이나 호주 등 선진국 병원에서는 감기 환자가 찾아가면 어떠한 약도 주지 않고 며칠 푹 쉬면 낫는다고 그냥 돌려보낸다. 그러나 우리나라 의사들은 감기 환자가 찾아가면 항생제, 해열제, 기침억제제, 가래를 제거하는 진해거담제(鎭咳祛痰劑), 진통제 등 여러 종류의 약을 처방해 주고, 이러한 약의 독성분이 위장을 망가뜨려 소화장애를 일으킬 위험이 있기 때문에 추가로 소화제를 처방한다.

우리나라 의사들도 의과대학에서 제대로 공부하였다면 자기들이 처방해 주는 약이 감기바이러스는 한 마리도 죽이지 못한다는 사실을 잘 알고 있고 오히려 위와 간, 신장에 부담을 주어 감기 바이러스와 싸우는 우리 몸을 힘들게 함으로써 결과적으로 감기가 더 오래 간다는 사실을 모를 리가 없다. 그럼에도 불구하고 우리나라 의사들은 왜 아무 치료 효과도 없이 몸만 힘들게 하는 감기약을 처방할까? 그것 바로 돈 때문이 아닐까?

감기 바이러스가 몸속에 침투하면 우리 몸은 열에 약한 감기 바이러스를 공격하기 위하여 열을 올리고, 죽은 바이러스 및 바이러스와 싸우는 과정에서 발생한 노폐물들을 몸 밖으로 배출하기 위해 기침을 한다. 그러므로 열이 나고 기침이 나는 것은 일종의 감기 바이러스를 물리치기 위하여 우리 몸이 행하는 일종의 치료 행위이다. 그러나 감기 바이러스는 한 마리도 죽이지 못하고 간과 신장에 부담을 주는 독성물질들을 약이라고 몸속에 집어넣으면 거기에 들어 있는 독성물질을 해독하기 위하여 간장, 신장에 더 많은 에너지를 보내야 하기 때문에 감기 바이러스와 싸우는 데 힘을 집중하지 못하므로 감기는 더 오래가게 된다는 사실을 명심할 필요가 있다. 잘 먹고 푹 쉬면 2~3일이면 끝날 감기가 약을 먹으면 7~10일까지 간다. 특히 간 기능이 떨어진 노인들은 감기약에 들어 있는 유해화학물질들의 독성 때문에 여러 가지 다른 질병을 일으킬 위험이 있다. 그러므로 열이 심하게 나더라도 성인인 경우에는 39.5도 이상을 넘지 않는 한 해열제나 진통제 등 일체의 약을 먹지 않고 견디면 감기를 보다 빨리 이길 수 있다.

열이 나고 기침이 나고 가래가 나오는 것은 질병이 아니라 과로나 스트레스로 몸이 힘들어졌기 때문에 휴식을 취하라고 우리 몸이 보내는 신호다. 감기에 걸려도 면역체계가 정상인 사람은 우리 몸이 감기 바이러스를 물리칠 수 있는 항체를 만들기까지 2~3일 정도 잘 먹고 푹 쉬면 저절로 치유된다는 사실을 명심하자.

3) 사람을 죽이는 감기약

감기 바이러스를 죽이라고 먹은 감기약이 바이러스는 한 마리도 죽이지 못하고 오히려 사람을 죽이는 코미디 같은 상황이 벌어진 사례들을 살펴보자.

* 콘택600

미국 예일대가 감기약 콘택600에 들어 있는 PPA(페닐 프로판 올아민)성분이 출혈성 뇌졸중 위험을 10배 이상 증가시킨다는 연구결과를 발표하자 미국 FDA는 2000년 11월 6일 그 당시에 우리나라에서 가장 많이 팔리고 있던 유명한 감기약 '콘택600'의 판매를 금지시켰으며 뒤이어 전 세계의 거의 모든 나라들도 판매를 금지시켰다. 그러나 우리나라 식품의약품 안전청은 판매금지 조치를 취하지 않아 제조업체인 유한양행이 계속 팔아 돈을 벌 수 있게 해 주었다. 드디어 문제가 터졌다. 2003년 콘택600을 복용한 사람이 사망하는 사고가 발생한 것이다. 유족들은 콘택600에 들어 있는 PPA 성분의 독성 때문에 뇌출혈을 일으켜 사망했다는 사유를 들어 제조회사인 유한양행과 국가를 상대로 소송을 제기하자 FDA가 판매 금지시킨 후 4년이 지난 2004년 8월에 가서야 마지못해 콘택600과 PPA 성분이 포함된 모든 감기약의 판매를 금지시키고 모두 회수하여 폐기 처분하도록 지시했다. 그러나 사람을 죽이는 독약을 만든 제약회사, 외국에서는 독성 때문에 판매를 금지했음에도 불구하고 계속 판매할 수 있도록 제약업체를 봐준 공무원 등 누구 하나 책임지는 사람이 없고 처벌받은 사람이 없다.

* 타이레놀

우리나라 사람들이 감기에 걸리면 가장 먼저 찾는 약이 타이레놀이다. 타이레놀의 주성분인 '아세트아미노펜'은 간에서 대사(代謝)되는 과정에서 독성물질이 생성되기 때문에 과량 복용하면 간이 손상된다. 간 독성이 생기면 구토, 소화불량 등이 나타나고 혈액암이 발병할 확률이 높아진다. 또한 임신 4~6개월 중에 아세트아미노펜 복용하면 남자 태아의 성적 발달을 저하시키고 유아기의 어린아이에게 투여하면 천식 발병률이 높아진다는 연구 결과가 있다. 아세트아미노펜 복용으로 인하여 간독성이 심해지면 간이식을 하여야 하거나 심지어는 사망할 수도 있기 때문에 세계 각국은 엄격하게 규제하고 있고 심지어는 판매를 금지하는 나라도 있다.

미국 급성간부전 연구그룹(Acute Liver Failure Study Group)이 조사한 데이터에 따르면, 타이레놀의 주성분인 아세트아미노펜은 급성간부전을 가장 많이 일으키는 물질로 전체 급성간부전 환자의 45.8%를 차지하고 있다.

서울의대 마취통증의학과 김용철 교수는 "아세트아미노펜은 간독성을 유발하는 가장 주요한 원인"이라고 강조하면서 "1일 허용량 4g을 초과 복용했을 때는 문제가 초래될 수 있고, 또한 평소 3잔 이상의 술을 정기적으로 매일 마시는 환자가 아세트아미노펜을 복용하면 간이 손상될 수 있다."고 경고했다.

미국 독극물통제센터협회가 발표한 바에 따르면 2011년 약물 과다 복용으로 인하여 123만 명의 환자가 발생했는데 이들 중 30.8%가 아세트아미노펜을 포함한 진통제 과다 복용에 의한 것이었고, 약물 과다 복용 사망자의 11.2%가 타이레놀의 주성분인 아세트아미노펜이 원인이었다.

아세트아미노펜의 이 같은 부작용은 국내에서도 적지 않게 발생하고 있다. 2013~2017년 5년 동안 국내에 보고된 아세트아미노펜이 주성분인 타이레놀 등을 복용한 사람들이 신고한 이상 사례는 사망 7건, 실명 2건, 시각 이상 24건을 포함해 총 1만 2,752건이나 되었다.

유럽의약품청(EMA)은 '아세트아미노펜 서방정'은 약효가 서서히 나타나기 때문에 정해진 양보다 많이 복용하여 간에 심각한 독성을 유발할 가능성이 높기 때문에 판매를 금지시켰으며(조선일보 2017. 12. 20. 보도) 미국 식품 의약국(FDA)은 아세트아미노펜이 함유된 전문 의약품의 1회 투여 단위당 최대 용량을 0.325g(32.5mg)으로 제한하고 제품 설명서에는 심각한 간 손상 및 호흡곤란, 위장 출혈, 위궤양, 가려움, 발진 등의 질환을 일으킬 수 있다는 경고를 표시하도록 조치하고 있다.

그러나 우리나라에서 가장 많이 팔리는 '타이레놀 서방정'에는 간 독성이 심한 '아세트아미노펜' 성분이 미국 기준보다 2배나 많은 650mg이나 들어 있는데도 아무런 규제를 하지 않아 누구나 과자처럼 쉽게 사 먹고 있으니 문제가 아닐 수 없다.

4) 감기 치료

감기는 인간이 살아오는 데 수없이 걸리는 병답게 나라마다 많은 민간요법이 전해지고 있다. 서양 사람들은 감기가 들면 닭고기 수프를 끓여 먹었고 일본 사람들은 칡뿌리를 주원료로 한 갈근탕을 마셨으며 우리나라에서는 예로부터 기침감기에는 도라지, 목감기에는 모과, 콧물감기에는 대파, 생강, 유자차, 몸살감기에는 칡차나 생강차를 따끈하게 끓여 마셨다.

* 삼계탕

감기 바이러스는 열에 약하기 때문에 찬 곳을 좋아한다. 그러므로 감기에 걸리면 우리 몸은 바이러스를 공격하기 위하여 열을 낸다. 열이 나면 열을 몸 밖으로 내보내기 위하여 땀을 흘린다. 그리하면 머리와 얼굴의 열을 내릴 수는 있지만 그 대신 위와 소장, 대장 등 소화기 계통은 열을 빼앗겨 냉하게 된다. 이런 상태가 되면 위와 장이 위축되어 영양분을 제대로 소화·흡수하지 못하기 때문에 세포들에게 충분한 영양을 보내 주기 어려워지게 된다. 그러므로 따뜻한 성질을 가지고 있으며 양질의 단백질 함량이 많고 소화도 잘 되는 닭에 인삼을 넣고 푹 끓인 삼계탕은 바이러스와 싸우느라 피로해진 몸의 기력을 회복시켜 주고 몸에 열을 올려서 찬 곳을 좋아하는 바이러스를 약화시키기 때문에 감기를 쉽게 이길 수 있게 해 준다.

* 계피

미국 투로대학교 연구진은 "계피가 감기, 독감, 헤르페스, 사스, 메르스 등을 일으키는 다양한 바이러스를 억제한다."는 연구 결과를 발표하였다. 계피차에는 설탕보다는 꿀을 넣는 것이 좋다. 계피는 매우 더운 성질을 가지고 있으므로 열이 많은 열성 체질의 사람은 너무 많이 마시지 말아야 한다.

* 소금물로 입안 소독

약간 짜다고 느낄 정도의 소금물을 하루에 3~4회 정도, 한 번에 20분 정도 입안에 머금고 있으면 입안과 상기도(上氣道)에 있는 바이러스와 세균을 죽이기 때문에 감기 치료에 큰 도움을 준다. 이 방법은 치주염과 구내염 치료에도 아주 효과적이다.

* 적정 습도 유지

미국의 전염병 내과의사 파넬 힌드는 가습기를 사용하여 실내 습도를 40~60% 정도로 유지하는 것이 감기의 예방과 치료에 효과가 있다고 밝혔다. 적정 습도를 유지하면 감기에 걸린 이후에도 기침과 코 막힘을 완화하는 데 도움이 된다.

* 환기와 실내 공기 정화

실내 공기는 가구와 건축자재들에서 품어져 나오는 휘발성 유기화합물로 오염되기 때문에 웬만한 먼지가 있는 바깥 공기보다 훨씬 더 건강에 해롭다. 겨울철에 감기에 잘 걸리는 사람들은 여러 가지 원인이 있겠지만 그들의 공통적인 특징은 춥다는 이유로 환기를 제대로 하지 않는다는 점이다. 따라서 추운 겨울에도 20~30분 정도 환기를 하여 오염된 실내 공기를 내보내고 신선한 바깥 공기를 끌어들여야 한다. 환기할 때는 창문을 반드시 두 군데 이상 열어야 한다. 실내에 있는 공기가 빠져나가야만 새로운 공기가 들어올 수 있기 때문에 환기를 하려면 반드시 창문을 두 군데 이상 열어야만 한쪽으로는 공기가 빠져나가고 다른 한쪽으로는 새로운 공기가 들어올 수 있다. 환기를 한 후에는 공기정화기를 가동하여 실내로 유입된 오염 물질을 정화하여 맑고 깨끗한 공기를 마셔 폐를 깨끗이 청소하면 감기 바이러스와 싸우는 면역세포들에게 큰 힘이 된다.

＊충분한 휴식

우리 몸은 육체적, 정신적으로 너무 많은 일을 하면 우리 몸의 한정 된 에너지(氣)가 그쪽 부분으로 집중되기 때문에 면역세포의 기능이 약해진다. 그러므로 감기에 걸렸을 때는 골치 아프고 힘든 일은 모두 다 내려놓고 푹 쉬어야만 면역세포가 제 기능을 발휘하여 바이러스를 제압할 수 있다.

2. 암

우리 몸은 약 60조의 세포로 만들어져 있다. 이들 세포들은 유전자의 지시에 따라 각자 자기가 담당한 조직을 만든다. 손을 만들라고 지시받은 세포는 손을 만들고 발을 만들라고 지시받은 세포는 발을 만든다. 이와 같은 세포들이 만들어 낸 서로 다른 조직들이 통일된 지휘 체계 아래서 마치 톱니바퀴처럼 한 치의 오차도 없이 조화를 이루며 맞물려 돌아가면서 우리 몸을 만들고 있다.

이들 세포들은 인체 조직을 만드는 데 필요한 정도까지만 개체수를 증가시킨다. 정상적인 세포는 수명이 다하거나 손상되면 새로운 세포를 만들고(세포분열) 자기는 스스로 사멸(死滅)한다. 그러나 조직이 다 만들어진 후에도 분열을 멈추지 않고 계속 증식하여 혹을 만들고 혈액을 타고 여기저기 돌아다니며 다른 세포조직에 침투해 들어가 망가뜨리는 돌연변이 세포를 암세포라 부른다.

유럽 등 의료 선진국에서는 특정 세포가 빠르게 증식하는 암세포의 특징을 가지고 있다 하더라도 다른 조직을 뚫고 들어가 망가뜨리는 침윤(浸潤) 현상을 일으키지 않으면 암이라고 진단하지 않는다. 대부분의 세포들은 그 크기가 매우 작아 10년 동안 빠르게 증식하여 종양을 형성한다 하더라도 그 종양의 크기는 불과 1-2cm밖에 되지 않기 때문에 다른 조직을 뚫고 들어가지 않는 한 건강상 별문제가 없기 때문에 암이라고 진단하지 않는 것이다. 그러나 우리나라는 몸속에 정상세포보다 빠르게 증식하는 세포가 있기만 하면 다른 세포조직에 침투해 들어가는 침윤 현상을 일으키지 않더라도 암 환자로 진단한다. 따라서 우리나라의 암 환자 중 상당수는 유럽 기준으로 보면 암 환자가 아니다.

세계보건기구 산하 국제암연구소의 연구팀은 "2003~2007년 사이에 한국에서 갑상선암으로 수술받은 사람을 분석한 결과 그중 90%는 평생 어떤 증상도 일으키지 않을 가능성이 매우 높고, 그냥 놔두면 그대로 사멸할 종양이었을 것"이라고 발표했다. 자기의 멀쩡한 갑상선을 잘라내 호르몬을 생산하지 못하기 때문에 죽을 때까지 호르몬제를 사느라 돈 없애고 꼬박꼬박 챙겨 먹느라 스트레스 받고 자가 좋아하는 음식도 마음대로 먹지 못하고 살아가야 하는데도 좋은 의사를 만나 조기에 암을 찾아내 수술하여 잘라냈기 때문에 암에서 해방되어 건강하게 살고 있다고 말하는 사람들을 보면 실소(失笑)를 금(禁)할 수 없다.

1) 암세포는 왜 발생하는가?

자기에게 주어진 유전자의 지시에 따라 얌전하게 살아가던 세포가 갑자기 돌연변이를 일으켜 암세포로 변신하는 이유가 무엇일까?

대부분의 학자들은 감당하기 힘들다고 느낄 정도로 큰 스트레스, 약과 유해화학물질의 독성, 전자기파, 대수롭지 않게 생각했던 사소한 나쁜 생활 습관 등이 암세포를 만들어 낸다고 추정하고 있다.

제대로 소화·흡수 되지 않은 음식물 찌꺼기가 장에서 부패하여 만들어 내는 독성분, 가공식품에 첨가된 유해화학물질, 의약품과 영양제에 포함된 독성분, 샴푸, 세정제 등의 원료로 사용된 합성계면활성제, 인공 향 등 여러 종류의 유해화학물질들이 입과 피부를 통하여 몸속에 들어오면 혈관을 타고 온몸에 퍼져 나가 혈액과 임파액을 오염 시키게 되는데 혈액과 임파액이 오염되어 탁해지면 산소와 영양분이 세포 속으로 흘러 들어가기 어려워지고 세포들이 대사 과정에서 발생시킨 노폐물들을 회수하여 외부로 배출하기도 어려워진다. 이런 상태가 오래 계속되어 세포들이 살기 힘들 정도로 세포의 내·외부 환경이 나빠지면 세포들은 서서히 병들어 죽어 가겠지만 강인한 세포들은 자신의 유전자를 변형시키는 기묘한 방법을 동원하여 산소와 영양분이 공급되지 않는 열악한 환경 속에서도 살아남게 되는데, 바로 이러한 세포들이 암세포다.

암세포란 영양분이 제대로 공급되지 않더라도 대사 과정에서 발생한 노폐물 같은 것에서 필요한 에너지를 얻고 산소가 없는 환경 속에서도 살아갈 수 있도록 유전자를 변형시킨 세포다. 다시 말하면 암세포는 우리가 오염시킨 몸속에서 죽지 않고 살아남기 위한 최후의 수단으로 유전자를 변형시킨 불쌍한 세포라 말할 수 있다. 또 다른 측면에서 보면 우리 몸 안에 있는 노폐물들을 먹어 치워서 체액을 깨끗하게 만들어 주는 청소부 역할을 하는 고마운 세포라고 말할 수 있다.

2) 현재의 의학 수준으로는 암을 고치지 못한다

우리나라 암전문의들은 암은 조기에 발견하면 치료할 수 있다고 주장하고 있고, 정부도 막대한 예산을 들여 암 조기 검진 사업을 시행하고 있다. 그렇다면 과연 그들의 주장대로 암은 초기에 발견하여 수술로 잘라내면 치유할 수 있을까?

　세계에서 가장 유명한 암 전문 병원인 미국의 'MD 앤더슨 암센터'의 김의신[8] 박사의 대답은 NO다. 김 박사는 전주 MBC 방송이 2019년 1월 10일 창사 40주년 기념으로 마련한 강연회에 출연하여 행한 강연에서 "암은 아무리 일찍 발견한다 하더라도 그때는 이미 암세포가 우리 몸 여기저기로 퍼져 나가 자라고 있기 때문에 눈으로 확인할 수 있는 곳에 있는 암세포를 잘라낸다고 고칠 수 있는 질병이 아니다. 아무리 최신의 첨단 기기를 사용해 조기 발견한다 해도 그 녀석은 이미 최하 5년에서 10년 이상 자랐으며 이미 몸속 여기저기에 퍼져 있기 때문에 특정한 부위에 있는 암세포만 잘라내는 것은 아주 특별한 경우가 아니라면 암을 치료하는 것이 아니라 암을 더 악화시킬 뿐이다." 그는 더 나아가서 "현재까지 밝혀진 500 종류의 암세포는 그 유전인자가 모두 다 다르고 사람의 유전자 또한 모두 다 다르기 때문에 아무리 좋다는 약도 특정한 환자에게 어떤 효과를 나타낼지 또는 어떠한 부작용을 나타낼지는 아무도 모른다. 이 약을 써 보고 안 되면 저 약을 쓰고 그것도 안 되면 또 다른 약을 쓰는 것이 현실이다. 현대의학의 기술 수준으로는 암은 연구하면 할수록 점점 더 인간의 힘으로는 고치기 어려운 질병이라는 사실을 절감하게 된다."고 현대의학의 한계를 솔직하게 토로하고 있다.

---

[8] 김의신 박사는 미국에서 그해에 최고의 의사를 선정하는 '올해의 의사'에 1991년과 1994년 두 번이나 선정되었으며, 우리나라의 거의 모든 암 전문의사들이 MD 앤더슨 암센터에 가서 그에게 연수를 받고 올 정도로 자타가 공인하는 최고의 암 전문 의사이다.

3) 암세포 제거 수술은 암을 악화시킨다는 것은 구미 학계 정설이다

김의신 박사는 "암이라고 진단할 수 있는 세포는 아무리 빨리 발견했다 하더라도 5년에서 10년 이상 자란 것이며 그 사이에 여기저기로 퍼져 나가 몸속 여러 곳에서 자라고 있기 때문에 제일 크게 자라 먼저 발견된 암세포만 찾아내 잘라낸다고 치료되는 질병이 아니다. 수술로 몸에 충격을 주면 다른 곳에서 자라고 있는 조그만 암세포가 더욱 빠르게 분열하여 증식하기 때문에 오히려 암을 더 악화시킨다는 사실은 이미 120년 전부터 알려져 왔으나 최근 들어 과학적으로 확실하게 증명되었기 때문에 미국에서는 이미 10년 전부터 아무리 초기라 하더라도 암세포를 잘라내는 수술은 원칙적으로 하지 않는다."는 놀라운 사실을 밝히고 있다.

김의신 박사가 암세포를 잘라내는 수술을 하는 우리나라 의사들에게 당신들이 미국에 연수 왔을 때 암 제거 수술을 하면 오히려 암을 더 악화시킨다는 사실을 분명하게 알려 주었는데 왜 수술부터 하느냐고 물었더니 "우리나라 암 환자들은 암세포는 잘라내야 한다는 인식이 머릿속에 깊이 박혀 있어서 자기네 병원이 수술을 안 해주면 다른 병원에 가서라도 수술을 받기 때문에 시설이 좋고 우수한 의료진이 있는 자기네 대학 병원에서 수술을 하는 것이 그나마 환자를 보호하는 길입니다."라고 그럴듯하게 변명했다고 한다.

40년 이상을 국립 도쿄 병원 방사선 의학센터와 게이오대학에서 암 전문의로 활약하였으며 현재는 곤도 마코토 암 연구소를 개설하여 암 환자를 진료하고 있는 마코토 소장은 "아무런 자각 증상이 없는데 건강검진에서 우연히 발견하였다는 암은 대부분 유사암이다. 설사 진짜 암이라 하더라도 이미 전이를 마친 상태이기 때문에 수술도 항암치료도 아무런 효과가 없으며 대부분의 암은 건드리면 고통받고 빨리 죽기 때문에 원칙적으로 방치하는 것이 좋다. 어쩌면 의사는 폭력배나 강도보다 더 무서운 존재다. 강도는 대부분 돈만 뺏어가지 신체 부위를 절단하거나 사람을 죽이지는 않는다. 그러나 의사는 환자를 위협하여 돈을 뺏을 뿐만 아니라 환자의 몸을 상하게 하거나 경우에 따라서는 생명까지 뺏어간다."고 경고한다. 그는 최장 22년 동안 관찰해 왔던 암 치료를 하지 않고 방치한 환자들의 경과를 총정리해서 《암 방치 요법을 권함: 환자 150명의 증언》이라는 책을 출판하여 불필요한 수술과 독성 심한 항암제를 투여하여 고통만 가중시키는 병원과 의사들의 부조리한 돈벌이 행태를 고발한 공로를 인정받아 2012년 그해에 가장 창조적인 업적을 이룬 개인이나 단체에 수여하는 기쿠치간상(菊池寬賞)을 받았다. 그는 수상소감에서 "나의 주장은 일본 의학계에 대한 선전포고였다. 이제 출세는 꿈도 꿀 수 없고 병원에서도 따돌림당할 것이다. 하지만 단 한 사람이라도 내 주장을 알아주면 그것으로 충분하다는 생각으로 결의를 굳히고 혼자서 싸웠다. 그런데 이런 나를 뒤에서 지켜본 분들이 있어서 기쿠치간상까지 받게 되었으니 진심으로 기쁘다."고 수상소감을 밝히고 있다. 그는 게이오 의과대학에 강사로 들어가 한 계급도 승진하지 못하고 강사로 정년퇴임하였다. 병원이 돈을 많이 벌려면 의료비가 비싼 수술을 많이 하여야 하는데 수술을 하지 말라고 권고하는 등 병원의 돈벌이에 방해가 되어 한 계급도 승진시켜 주지 않은 것 같다. 아마도 우리나라 대학 같았으면 승진을 안 시키는 정도가 아니라 즉시 내쫓았을 것이다. 출세와 돈벌이에 혈안이 된 사회 분위기 속에서 환자를 위하여 끝까지 불의와 싸우고 정의를 위하여 자기를 희생한 참으로 훌륭하고 용감한 의학자다. 그는 우리 주변에는 "암이 있었지만 조기에 발견하여 깨끗이 잘라낸 덕분에 5년이 지난 지금까지 재발하지 않고 건강하게 잘 지내고 있다. 난 정말 운이 좋았다라며 안도하는 사람들이 있다. 그런데 사실은 암세포를 잘라낸 것이 아니라 가만히 두어도 죽을 때까지 아무 문제가 없는 가짜 암이거나 암 같지 않은 혹을 잘라낸 것이다. 따라서 그런 사람은 운이 좋은 것이 아니라 돈벌이에 눈이 먼 못된 의사한테 잘못 걸려들어 수술받느라 고생하고 돈까지 뺏긴 아주 운이 없는 사람"이라고 주장한다.

4) 항암제가 암을 치료한다는 과학적인 근거는 어디에도 없다

독일 하이베르크대학 암 전문 병원의 울리히아벨(UlrichAbel) 박사는 저명한 의학잡지에 실린 수천 편의 연구 보고서와 350개 의료기관에 요청하여 받은 자료를 분석한 결과 "항암화학요법치료가 환자들의 생명을 연장해 준다는 과학적인 증거는 어디에도 없다."고 발표하였다.

5) 암 치료 행위가 오히려 암 환자의 생명을 단축시킨다

통계청이 발표한 '2018년 사망원인통계'에 따르면 암으로 인한 사망자는 79,153명으로 '조기 암 검진 사업'을 시작한 1999년 암 사망자 수 54,248명보다 무려 46%나 증가했다. 암 환자를 조기에 찾아내 치료하였으면 암 사망자가 감소해야 하는데 오히려 19년 만에 46%나 증가했다.

이러한 통계 수치는 암세포를 조기에 찾아내 칼로 잘라내고, 방사선을 쪼여 태워 죽이고 독성 심한 항암제를 투여하면 암이 치료되기는커녕 오히려 고통받고 빨리 죽어 간다는 사실을 입증하는 확실한 증거가 아닐까?

일본의 암 전문 의사인 '야야마' 박사는 "의사로서 그동안 행한 경험 가운데 암세포가 일시적으로 작아진 적은 있지만 항암제로 정말 암이 완치되었다고 판단되는 사람은 단 한 사람도 본 적이 없으며 항암제 사용으로 면역력이 떨어지면 바이러스와 세균이 염증을 일으켜 우리 몸의 각종 조직을 파괴하기 때문에 대부분의 환자는 심한 고통 속에서 보다 빨리 죽어 가게 된다."고 주장한다.

미국 UC 버클리 대학의 저명한 암 연구가인 하딘 존스(Hardin Jones) 박사는 수십 년 동안 암 환자들의 생존 기간을 분석한 결과 "전형적인 유형의 한 가지 암의 경우 치료를 거부한 환자들이 평균 12.5년을 살았으나 수술받은 환자나 혹은 다른 치료(항암제, 방사선, 코발트)를 받은 환자들은 평균 3년밖에 살지 못하였다."는 연구 결과를 발표하였다. 암 제거 수술을 받고도 오래 사는 사람들이 꽤 많이 있는데 그들은 암세포를 잘라낸 것이 아니라 악성종양이 아닌 단순한 혹을 잘라낸 것이라고 보면 틀림없다. 암 치료를 받으면 그 후유증으로 고통받으며 더 빨리 죽어 간다고 주장하는 양심적인 학자들의 주장을 뒷받침하는 실증적인 사례들을 보기로 하자.

　미국 케네디 대통령의 부인이었던 재크린 케네디 오나시스가 '非호지킨性 淋巴肉腫(Non-Hodgkin's lymphomas)'이라는 암 진단을 받았는데 이러한 암은 위암이나 간암과 달리 비교적 큰 고통 없이 10~15년 이상을 살 수 있는 착한 암이다. 그러나 그녀는 병원에 입원한 후 4일 만에 죽었다. 모든 사람들은 "재키 케네디가 암으로 죽었다."고 알고 있지만, 그는 암으로 죽은 것이 아니라 암을 치료한다고 투여한 항암제의 독성 때문에 죽은 것이다. 일본의 유명한 뉴스 진행자였던 이쓰미 마사타카는 1993년 1월에 스킬스 위암(경성 위암) 수술을 받았지만 전이가 발견되어 9월에 두 번째 수술을 한 후 3개월 동안 극심한 고통 속에서 몸부림치다 그해 12월에 사망하였다. 스킬스 위암은 아무런 치료를 하지 않고 방치해 두어도 3년에서 9년까지 큰 고통 없이 살 수 있는 암이다. 그러나 마사타카는 두 번에 걸친 수술을 받느라 많은 돈 없애고 고통 속에 몸부림치다 1년도 못 살고 죽었다.

6) 암 검진 받으면 암으로 사망할 확률이 높아진다

　1989년 일본 나가노현 아스호카 마을에서 암 검진 사업을 중단하자 그 지역에서 암으로 인한 사망자가 오히려 줄어들었다. 암 검진 사업을 중단하기 이전 6년간의 위암 사망률은 6%였는데 중단한 이후 6년간의 사망률은 2.2%로 거의 1/3로 뚝 떨어졌다. 암 환자의 생명을 구한다는 명분으로 시행하는 조기 암 검진 사업이 오히려 거의 3배나 더 많은 사람을 죽이는 참으로 코미디 같은 상황이 현실에서 일어났던 것이다. 일본의 경우 매년 2만 명 정도의 사람이 X선, CT, PET 검사 등 의료피폭 때문에 발생한 암으로 인하여 사망하는 것으로 추정하는데 우리나라도 비슷하지 않을까? 따라서 이 병원, 저 병원 다니면서 CT. PET 검사 등 검진받기를 좋아하는 사람은 졸지에 암 환자로 전락하여 고통받으며 힘든 삶을 살다가 죽을 확률이 매우 높다.

7) 암의 근본적인 치료 방안

현대의학이 행하는 암 치료의 기본 개념은 암세포를 찾아내 칼로 잘라내거나 방사선으로 태우거나 독성물질인 항암제를 투입하여 암세포를 죽이는 것이다. 그러나 많은 양심적인 의학자들은 세포가 암세포로 변신하지 않을 수 없게 만든 근본 요인은 그대로 놔두고 눈에 보이는 암세포만 쫓아다니며 잡아 죽이는 방법으로는 일시적으로 암세포의 숫자는 줄일 수 있을지 몰라도 암의 근본적인 치료에는 조금도 도움이 되지 않을 뿐만 아니라 오히려 암을 더 악화시킬 가능성이 매우 높다고 주장하고 있다. 암세포는 세균과 바이러스처럼 외부에서 침입한 것이 아니라 산소와 영양분이 제대로 공급되지 않는 오염된 몸속에서 살아가기 위하여 유전자를 변형시킨 세포다. 그러므로 나쁜 식습관과 생활 습관을 바꿔 오염된 혈액과 체액을 깨끗하게 정화하여 세포들에게 영양분과 산소를 제대로 공급해 주게 되면 암세포는 소리 소문 없이 사라진다. 암을 예방하고 치료하는 유일한 길은 암세포를 잘라내고, 토양과 강과 바다를 오염시키기 때문에 쓰레기 처리장에도 버리지 못하고 반드시 분리수거 해야 하는 강한 독성 화학물질(약)을 몸속에 집어넣는 것이 아니라 나쁜 식습관과 생활 습관을 바꾸는 것이라는 사실을 명심하자.

* 햇빛을 충분히 쪼이자

햇빛은 지구상의 모든 동식물이 생명을 유지하고 보존하는 데 없어서는 안 되는 생물학적 필수 요건이다. 1903년 덴마크 내과의사 닐스 핀센(Niels Finsen)은 자외선을 이용한 결핵 치료로 노벨의학상을 받았으며 20세기 중반까지만 해도 햇빛을 이용한 치료, 즉 '햇빛요법'을 감염성 질병의 가장 효과적인 치료법으로 사용했을 정도로 햇빛의 자외선은 우리 인간이 건강을 유지하는 데 없어서는 안 되는 매우 소중한 에너지다.

고든 아인슬레이(Gordon Ainsleigh)는 규칙적으로 적당히 햇빛을 쬐는 것만으로도 미국에서 암으로 사망하는 사람의 수를 매년 3만 명 이상 감소시킬 수 있다고 주장했는데, 미국 암학회의 공식 학회지 '캔서(Cancer)'에 발표된 많은 논문들이 그의 견해를 뒷받침하고 있다.

2009년 미국 암치료센터의 영양실장 캐럴린 램머스펠드 박사는 폐암, 유방암, 대장암, 췌장암, 전립선암, 난소암 환자 737명을 대상으로 조사한 결과 이들 모두에게서 피부가 자외선을 받아서 만드는 비타민 D가 부족하다는 사실을 발견했다.

《비타민 D 혁명》의 저자 소람칼사 박사는 자신의 진료 경험을 통해 보았을 때 "건강한 사람도 암에 걸리는데 이런 환자들은 대개 햇빛을 멀리하여 비타민 D가 부족했다."고 밝혔으며 캘리포니아대학 연구진 프랭크와 세드릭 갈랜드는 암을 예방하는 가장 쉬운 방법으로 비타민 D를 만들어 주는 '햇볕 쬐기'를 권고했다. 겨울에 일조량이 부족한 미국 북동부 뉴잉글랜드에 사는 사람들은 일조량이 많은 남서부 지역에 사는 사람들보다 직장암, 위암, 자궁암, 방광암 등 13가지의 암으로 인한 사망률이 거의 두 배 가까이 높으며 노르웨이나 핀란드 같은 북유럽 국가의 사람들은 햇빛이 강렬한 지중해의 섬에 사는 사람들에 비해 악성 피부암의 일종인 흑색종에 걸리는 비율이 10배 이상 높다.

악성 피부암은 하루 종일 자외선이 없는 실내에서 일하는 사람들에게 더 많이 발생하며 병이 발생하는 부위도 겨드랑이, 손바닥, 발바닥, 몸통, 외음부처럼 일반적으로 햇빛에 거의 노출되지 않는 부위에 나타나는데 이러한 현상은 햇빛이 피부암을 일으키는 것이 아니라 오히려 피부암을 예방한다는 주장들이 옳다는 사실을 실증적으로 입증하는 결정적인 증거들이다.

햇빛은 가능한 한 피부를 많이 노출시키고 하루에 30분 이상 쬐이는 것이 좋다. 이때 주의할 점은 자외선 차단제는 물론 자외선 차단제 성분이 들어간 화장품(BB크림)도 사용하지 말아야 한다. 자외선 차단제에는 옥시벤젠을 비롯한 많은 유해화학물질이 들어 있기 때문에 피부암을 막아 주기는커녕 세포 속의 DNA를 손상시켜 피부 노화와 피부암을 일으킬 수 있다. 미국 FDA도 2007년 8월에 "자외선 차단제가 피부암을 예방할 수 있다는 과학적인 증거가 없다."

고 결론지었다.

* 암 예방에 좋은 음식
- 마늘: 현재까지 알려진 40여 종의 항암식품들을 피라미드형으로 배열한 결과 최정상을 차지한 것이 마늘이다. 마늘의 성분 중 알리신(Allicin)과 유황화합 물질이 간암과 대장암 등 각종 암을 억제할 뿐만 아니라 당뇨, 피로 회복, 노화 방지, 변비, 해독, 살균, 신경안정에도 좋은 것으로 알려져 있다. 마늘에 함유된 아조엔(ajoene)과 피라진(pyrazine)이 혈소판 응집을 막고, 혈류를 개선 시켜 주기 때문에 심혈관 질환을 예방하는 효과도 있다는 것이 여러 연구를 통해 밝혀졌다. 또한 마늘에는 아연 함유량도 많아 남성 호르몬 분비를 증가시켜 정력 증강에도 도움이 된다.
- 카레: 서울대 약대 서영준 교수는 "카레의 주성분인 커큐민(Curcumin)은 유방암, 자궁경부암, 위암, 간암, 백혈병, 구강상피세포암, 난소암, 췌장암, 전립선암, 소장암, 대장암 등 다양한 암의 발생을 막아 주는 능력이 있으며 커큐민은 정상적인 세포에는 전혀 독성이 없으면서 암세포만 스스로 죽도록 유도한다."는 사실을 밝혔다. 아일랜드 코크 대학(University College Cork)의 샤론 맥케나 교수팀도 커큐민이 한번 암세포를 파괴하기 시작하면 이후 암세포들이 스스로 괴사하는 과정이 일어난다고 밝혔다. 미국 텍사스대학교 바랏 아가왈(Bharat Aggarwal) 교수는 "인도인들이 즐겨 먹는 카레의 원료인 강황(turmeric), 정향(clove), 쿠민(cumin) 등의 향신료가 암을 유발할 수 있는 단백

질인 NF-kB의 활성을 억제하며 심혈관 질환, 알츠하이머병, 우울증, 피로 해소 등에 효과가 있는 것으로 나타났다."고 말했다. 텍사스대학 MD앤더슨 암센터 연구진은 쥐를 이용한 동물 실험에서 커큐민이 유방암의 전이를 막아 준다는 사실을 규명하고 2004년 12월 미국 생화학 학회지(Journal of Biochemistry)에 발표했으며, 미국 에모리대 연구팀은 커큐민이 구강암이나 자궁경부암을 유발하는 '인유두종 바이러스(HPV)'의 활성을 억제한다고 밝힌 바 있다. 그러나 시중에서 파는 카레 제품에는 방부제와 인공 향, 인공 색소, 인공 감미료를 포함한 여러 종류의 유해 화학물질이 첨가되어 있으므로 강황 가루를 구매해서 마늘, 파, 양파, 당근, 피망, 무 등 각종 야채와 닭고기 등을 넣고 직접 요리해 먹는 것이 좋다.

- 소금: 소금은 암뿐만 아니라 인간의 생명을 유지하는 데 없어서는 안 되는 매우 중요한 물질이다. 일본에서 수상을 비롯해 국회의원과 의사들을 치료하는 의사로 유명한 이시하라 유미 박사는 소금 섭취의 감소가 암을 일으키는 큰 원인이 됨을 지적한다. 이시 하라유미 박사는 그가 펴낸 여러 권의 저서를 통해 "소금 섭취의 감소가 만병의 근원이며, 실제로 암세포는 설탕을 좋아하고, 소금을 싫어한다. 암세포는 설탕에 의해 세포분열이 촉진되고 소금이 충분한 곳에서는 그 성장이 억제된다. 따라서 소금을 멀리하고 설탕과 친해질수록 우리는 암과 가까워질 것이다."라고 주장하며 소금 섭취의 중요성을 강조한다. 우리가 병원에서 맞는 링거 주사는 0.9%의 나트륨 농도를 가진 소금물에 약간

의 포도당을 첨가한 것이다. 이처럼 소금은 단지 맛을 내는 물질이 아니라 인체의 거의 모든 기능을 조절하는 중요한 물질이다.
- 물: 물은 지구상의 모든 생명체가 생명을 유지하는 데 있어서 가장 중요한 물질이다. 밥은 먹지 못해도 30일 이상을 살 수 있지만 물을 마시지 못하면 일주일도 살기 어려울 정도로 중요한 물질이다. 물은 우리 몸을 구성하는 60조에 달하는 세포들에게 산소와 영양분을 보내 주고 면역세포를 필요한 곳에 보내 주고 세포들이 먹고 살아가면서 배출한 분비물들과 몸속에 있는 독성 물질들을 몸 밖으로 배출하는 중요한 일을 하고 있다. 그러므로 물을 충분히 마시지 않아 수분이 부족하면 신진대사 작용이 원활하게 이루어지지 않기 때문에 암뿐만 아니라 여러 가지 질병을 일으키는 요인이 된다. 2015년 한국영양학회가 만든 '한국인 영양소 섭취 기준'에 따르면 건강한 성인 남성 기준으로 하루에 2.1~2.6L의 수분이 필요하다. 그러나 음식물과 과일을 통해 1~1.4L의 수분을 섭취하고 있으므로 1L 이상의 물을 마셔야 한다. 그러나 신장 질환이나 '갑상선 기능 저하증' 환자의 경우 갑자기 물을 많이 마시면 위험할 수 있으므로 물의 양을 서서히 늘려야 한다.

* 암을 유발하고 악화시키는 음식
- 당분이 많은 음식: 미국 텍사스대학 MD 앤더슨 암센터 연구팀은 2016년 3월 4일 폐암 환자 1,900여 명과 일반인 2,400여 명을 대상으로 탄수화물 식품 종류와 섭취량을 분석한 결과 "비흡연

자 폐암은 흰 빵, 흰 감자 같은 혈당지수(Glycemic index)가 높은 탄수화물 식품의 과다 섭취와 연관이 있다."는 연구 결과를 Cancer Epidemiology, Bio markers & Prevention(암역학, 생물표지, 예방)에 발표했다. 연구팀을 지휘한 우시펑(Xi feng-Wu) 박사는 "혈당지수가 높은 식품을 섭취한 상위 20% 그룹은 하위 20% 그룹에 비해 폐암 위험이 49% 높았으며, 담배를 전혀 피운 일이 없는 사람만 대상으로 했을 경우 혈당지수 높은 식품 섭취 상위 20% 그룹의 폐암 발생률은 하위 20% 그룹에 비해 2배 이상 높은 것으로 나타났다."고 발표했다. 혈당지수란 섭취한 탄수화물에 함유된 당분이 체내에서 소화·흡수되는 속도, 즉 혈당이 상승하는 속도를 나타내는 지표다. 혈당지수가 높은 식품은 혈당을 급격히 상승시키는 반면 혈당지수가 낮은 식품은 혈당을 긴 시간에 걸쳐 서서히 올린다. 혈당지수는 대체로 백미와 흰 밀가루같이 정제된 곡물과 가공식품이 높고 현미, 통밀빵, 콩, 채소, 과일, 견과류 같은 가공하지 않은 식품은 낮다.

- 가공식품: 우리는 식품업체들이 만들어 파는 가공식품을 아무 거리낌 없이 사 먹고 있는데 공장에서 상품으로 만드는 모든 먹거리는 살균제. 방부제, 탈색제, 타르색소, 발색제, 제습제, 합성 계면활성제, 팽창제, 인공 향료, 인공 감미료 등 많은 종류의 유해화학물질을 첨가하여 만든다. 그러나 우리의 간은 이러한 유해화학물질들의 독성을 중화시키기 때문에 간이 제 기능을 충분히 발휘하면 큰 문제가 되지 않지만 간 기능이 저하되어 독성을 중화시키지 못하게 되면 우리 몸의 혈액과 체액을 오염시키

고, 단백질의 변성과 호르몬 분비의 불균형을 초래하고, 신진대사 기능을 저하시키고, 심지어는 세포막을 뚫고 들어가 세포를 직접 공격하기도 한다. 이런 상태가 심화되면 세포들은 서서히 병들어 죽거나 돌연변이를 일으켜 암세포로 변신하게 된다. 공장에서 대량 생산하는 모든 가공식품은 좋은 영양소가 아무리 많이 들어 있다 하더라도 최소한 7~8가지 이상의 유해화학물질을 첨가하여 만들기 때문에 우리 몸을 황폐화시키는 불량 식품이다. 따라서 햄, 소시지, 젤리, 잼, 마요네즈와 케첩 같은 소스류, 콩을 자연 발효시키지 않고 공장에서 속성으로 만드는 간장, 된장 등의 식품은 가능한 한 많이 먹지 않는 것이 암을 비롯한 많은 질병을 예방하는 지름길이다.

- 커피: 미국의 독성물질 교육조사위원회는 "커피에는 국제 암 연구소에서 발암 가능성이 높은 물질인 2A군으로 분류한 '아크릴아마이드(acrylamide)'라는 발암물질이 들어 있는데 이런 사실을 소비자에게 알리지 않아 캘리포니아주 법 65조를 위반했다."는 이유로 스타벅스를 비롯한 90개 커피 회사 모두를 고발했다. 양측은 2010년부터 2018년까지 8년에 걸쳐서 치열하게 다퉜지만 결국 커피 회사들이 패소했다. 미국 캘리포니아주 로스앤젤레스 카운티 고등 법원은 2018년 3월 29일 커피에는 발암물질인 아크릴 아마이드가 들어 있으므로 모든 커피 제품에 발암 경고문을 부착해야 한다는 판결을 내렸다. 아크릴 아마이드는 커피에 들어 있는 것이 아니라 커피를 볶는 과정에서 생성되는 물질이므로 건강한 사람들이 하루에 1~2잔 마시는 것은 별문제가 없

겠지만 신진대사 기능이 저하된 암 환자들은 가능한 한 마시지 않는 것이 좋다.

* 약을 멀리하자

미국 보스톤에 있는 브리검 여성병원(Brigham and Woman Hospital)에서 18년 동안 9만여 명의 여성을 대상으로 연구를 진행한 결과 "일주일에 두 알 이상의 아스피린을 복용할 경우 췌장암 발병 위험이 58% 증가했으며 일주일에 14알 이상을 복용한 경우에는 80%까지 증가했다."는 연구 결과를 발표했다.

만성 염증성 장 질환의 치료와 피부염, 비염, 천식 등에 광범위하게 사용되는 스테로이드는 체내에서 비타민 D 합성 작용을 방해하기 때문에 골다공증은 물론 대장암, 유방암, 전립선암, 소화불량 및 궤양, 당뇨, 고혈압, 녹내장, 백내장, 골다공 등의 발병 위험을 높이고 소아에게는 성장장애를 초래할 수 있다.

1992년 미국에서 《의사의 규칙(A Little Book of Doctors Rules)》이라는 책이 발간되었는데 우리나라 의사나 환자가 보면 놀라 자빠질 만한 내용이 많은데 그중 중요한 몇 가지를 살펴보면 다음과 같다.

- 가능한 한 모든 약의 복용을 중단하라. 그것이 어렵다면 최대한으로 줄여라.
- 먹는 약의 수가 늘어나면 부작용이 기하급수적으로 늘어난다.
- 고령자의 대부분은 약의 복용을 중지하면 건강 상태가 좋아진다.

*** 영양제는 폐암과 방광암 위험을 높인다**

약뿐만 아니라 비타민 등의 영양제도 해롭기는 마찬가지다. 2013년 영국의학저널(BMJ)은 비타민, 항산화 보충제 등의 영양제 복용의 효과에 대하여 연구한 50편의 연구 보고서를 분석한 결과 "비타민과 항산화 보충제는 암 예방 효과가 없으며 영양제를 복용한 사람들에게서 오히려 방광암 발생 위험이 52% 높게 나타났다."는 연구 보고서를 게재했다. 무려 29만 명을 대상으로 수행한 50편의 논문을 분석한 결과이므로 이론의 여지가 없는 정설이라고 보여진다.

1985년 미국 국립암연구소와 핀란드 공중위생연구소가 공동으로 고령 흡연자 2만 9천 명을 두 그룹으로 나누고 한 그룹에는 베타카로틴 캡슐을 매일 0.02g씩 5~8년간 섭취하게 하고 다른 그룹에는 베타카로틴을 투여하지 않고 조사한 결과, 베타카로틴을 섭취한 그룹의 폐암 발병률이 복용하지 않은 사람들보다 18%나 많은 예상과는 정반대의 결과가 나왔다. 의학계에서는 전혀 예상하지 못한 이러한 결과에 큰 충격을 받아 이를 '핀란드 쇼크'라고 부른다. 특정 영양소가 부족하여 질병을 일으킨 경우가 아니라면 대부분의 사람에게 영양제는 필요 없으며 오히려 건강을 해치는 요인으로 작용할 가능성이 매우 높으므로 먹을 필요가 전혀 없다.

*** 전기담요, 전기방석 등은 사용하지 말아야 한다**

전기담요가 유방암 및 여성들의 유산과 관련성이 높다는 연구 결과가 있으므로 전기로 작동하는 돌침대나 전기방석, 마사지기 등도 가능하면 사용하지 않는 것이 좋다. 특히 암에 걸린 사람들은 절대로 사용하지 말아야 한다.

* 전자파를 방출하는 전자레인지 등을 사용하지 말자

미국의 대체의학 전문가인 안드레아스 모리츠(Andreas Mo ritz)가 쓴 《암은 병이 아니다》에 소개된 전자레인지의 피해를 읽으면 충격적이다. 전자레인지는 열효율이 좋은 파장인 마이크로파를 식품에 조사(照射)하여 식품 속의 물 분자를 운동시켜 열을 발생하게 하는 장치인데, 마이크로파는 물 분자가 초당 왕복 10억 회 이상 앞뒤로 움직이게 함으로써 음식물의 분자구조를 깨뜨리고 화학적 조성을 재배열하기 때문에 전자레인지로 조리한 음식을 먹는 사람은 위암과 장암의 발생 비율이 높아지고 소화불량, 변비, 악성 종양의 등이 발생한다는 사실을 밝히고 있다. 저자는 전자레인지로 조리한 음식을 핵폐기물이라고까지 표현한다. 특히 암 환자들은 전자레인지로 조리한 음식은 절대로 먹지 말아야 한다.

* 방부제를 첨가한 화장품 사용을 줄이자

2012년 영국 리딩 대학의 디버 박사가 28명의 유방암 환자 중 사망한 18명의 몸에서 떼어낸 종양 조직을 검사한 결과 이들 모두에게서 화장품에 많이 사용하는 방부제인 파라벤(Paraben) 성분이 검출되었다고 발표했다. 국제 학술지인 '환경보건 전망'에 실린 연구 결과를 보면 파라벤은 적은 양이 몸속에 축적되어도 유방암을 일으킬 확률이 매우 높다고 한다.

* 인공 조명 사용을 줄이자

2008년 국제 시간생물학(Choronology International)에 발표된 연구 결과에 의하면 밤에 인공 조명에 많이 노출되면 여성은 유방암 발병률이 높아진다. 이스라엘 하이파 대학교의 아브라함 하임(Abraham Haim)과 미국의 리처드 스티븐스(Richard Stevens) 교수가 함께 연구한 바에 의하면 1인당 야간 조명 총량이 많은 나라는 중간 정도의 야간 조명이 있는 국가보다 전립선암 발병률이 80% 높았고, 야간 조명이 거의 없는 나라에 비하여 235%나 높았다. 이 연구는 세계보건기구 산하 국제 암 연구 기구의 데이터베이스에 있는 164개국 남성들의 전립선암 발병률을 비교 분석하여 내린 결론이다. 연구원들에 의하면 야간 조명이 많아지면 밤과 낮의 구분이 혼란스러워지면서 몸의 생체리듬을 조절하는 멜라토닌(Melatonin) 생산량이 감소하고, 면역체계가 약화되기 때문인 것으로 보고 있다. 따라서 실내 조명은 너무 밝게 하지 말고 글을 읽을 때만 스탠드를 사용하여 부분 조명을 하는 것이 좋다.

* 암 환자는 핸드폰 사용을 자제하는 것이 좋다

암 환자는 전자기파에 취약하므로 휴대폰의 전자 출력이 강해지는 엘리베이터 안과 같은 밀폐된 공간이나 빠르게 달리는 지하철 안에서는 가능한 한 사용하지 말아야 하며 오랜 시간 통화할 때는 유선이어폰을 끼고 통화하는 것이 좋다. 취침 시에는 스마트폰을 가능한 한 멀리 떨어진 곳에 두어야 뇌가 전자기파의 영향을 받지 않고 충분한 휴식을 취할 수 있다.

＊ 운동을 하자

　최근 덴마크 연구팀은 강도 높은 운동을 할 때 분비되는 아드레날린(Adrenalin)이 암세포의 성장 속도를 절반 가까이 늦춘다는 연구 결과를 발표했다.

　덴마크 코펜하겐대학의 '페닐레 호이맨 연구팀'은 쥐를 이용한 실험에서 이 같은 결론을 내고 '셀 메타볼리즘(Cell Metabolism)'지에 발표했다. 연구팀은 폐와 간, 피부에 암세포를 이식한 쥐에게 아드레날린을 투여한 뒤 종양의 성장 속도를 관찰한 결과 아드레날린이 암세포를 공격하는 면역세포인 NK 세포(Natural Killer Cells, 자연 살해 세포)를 혈류 속으로 유도해 종양을 공격하게 만드는 것으로 나타났다. 반면에 아드레날린 차단제를 투여하면 쥐가 격렬한 운동을 하더라도 종양이 자라는 속도에 변화가 없는 것으로 확인됐다. 연구팀은 아드레날린이 면역 반응의 '신호'를 담당하는 분자의 한 종류인 IL-6를 NK 세포가 민감하게 반응하여 혈류 속으로 유도하는 역할을 한다고 설명했다. 운동을 하면 근력, 유연성, 심폐 기능이 좋아지고 면역력도 높아지기 때문에 암뿐만 아니라 많은 질병을 예방하고 치유한다는 사실을 입증하는 논문과 연구 보고서는 수없이 많이 있다.

　＊ 스트레스를 만들지 말자

　거의 모든 암 전문가들은 스트레스가 암을 일으키는 가장 큰 요인이라고 보고 있다. 스트레스를 받으면 우리 몸은 위기 상황이 발생한 것으로 판단하고 거기에 대처하기 위하여 대부분의 에너지를 근육과 뼈에 집중적으로 보내기 때문에 에너지가 위와 장으로 충분히 가지 못한다. 이런 상태가 계속되면 섭취한 음식을 제대로 소화하지 못하게 되고 소화시키지 못한 음식물 찌꺼기가 장에서 부패하여 독소를 만들어 내는데 이 독소가 림프관과 혈관을 타고 온몸으로 퍼져 나가 우리 몸을 오염시키기 때문에 암세포 발생을 촉진한다.

또한 심한 스트레스를 받으면 우리 몸의 면역 체계가 6시간 동안 제대로 작동하지 못하기 때문에 각종 질병에 취약해진다는 연구 결과도 있다. 자기보다 잘 못사는 사람은 쳐다보지 않고 꼭 자기보다 잘사는 사람들과 비교하면서 자기에게 주어진 현실을 부정적으로 생각하는 것, 세상만사는 보는 위치, 각도, 때와 장소에 따라 다르게 보이므로 수학처럼 하나의 정답이 있을 수 없음에도 상대방의 주장을 무시하고 자기만 옳다고 주장하며 끝까지 논쟁을 끌고 가 반드시 이기려고 애쓰는 것은 자기 스스로 스트레스를 만드는 것이다. 따라서 매사를 긍정적인 눈으로 바라보고 상대방의 실수나 단점은 못 본 척 넘어가고, 보기 싫은 것에는 눈을 감고 듣기 싫은 소리에는 귀를 닫으면 스트레스의 상당 부분은 줄일 수 있다고 생각한다.

* 억지로라도 미소를 짓자

미국 캔자스 대학교 연구팀은 스트레스를 받을 때는 이빨을 드러내고 씩 웃으라고 조언한다. 비록 즐거운 일이 아니더라도 억지로라도 얼굴에 미소를 지어 보이면 스트레스로 인한 체내 변화를 막을 수 있으며 심장 박동도 낮출 수 있다는 것이다. 170명의 피실험자를 스트레스 환경에 고의로 노출시키고 관찰해 보니 억지로라도 미소를 지은 집단이 그렇지 않은 집단보다 스트레스에 덜 민감하게 반응했다.

미국의 암 전문 병원인 MD 앤더슨 암센터 김의신 박사는 "주어진 현실을 담담히 받아들이고 항상 웃고 즐겁게 살면 NK 세포(Natural Killer Cell)가 폭발적으로 증가하여 암에 대한 저항력이 높아진다."고 설명한다. 현대인은 스트레스가 없는 환경에서 살기란 거의 불가능하므로 힘든 일, 기분 나쁜 일이 생겨도 씩 하고 웃어넘겨 보자. 항상 긍정적으로 생각하고 웃고 떠들며 즐겁게 살면 암은 어느 순간엔가 소리 없이 사라지기 시작한다.

* 실내의 공기 질을 깨끗하게 관리하자

UN의 환경 전문 기구인 UNEP(유엔환경계획)는 케냐의 나이로비에서 열린 유엔환경총회에서 '건강한 환경, 건강한 사람'이란 보고서를 발표했는데 이 보고서에 따르면 식사를 위한 조리 과정에서 배출되는 초미세먼지와 페인트, 도배지 등의 건축자재와 소파 등 실내에 비치한 가구에서 방출하는 포름알데히드(Formaldehyde) 등의 유해화학물질들로 인하여 사망하는 사람이 일 년에 430만 명이나 된다니 놀라지 않을 수 없다. 그러므로 생선과 고기를 굽거나 튀김 요리를 할 때는 추운 겨울이라 하더라도 반드시 환풍기를 돌려 음식을 요리할 때 발생하는 초미세먼지와 유해 가스를 밖으로 뽑아내야 한다. 환풍기를 돌려도 새로운 공기가 들어오지 않으면 오염된 공기를 밖으로 밀어내기 어렵기 때문에 환풍기를 작동시킬 때는 반드시 창문을 열어 새로운 공기가 들어오게 하여야 한다. 고기나 생선은 튀기거나 굽는 과정에서 발암 물질이 생성될 가능성이 많으므로 암 환자들은 가급적이면 끓여서 먹는 것이 좋다.

한국 과학기술연구원 배귀남 환경복지단장은 "실내에서 나온 오염 물질이 밖으로 배출되지 못하고 쌓이면 공기의 질이 자동차가 다니는 도로변보다 훨씬 몸에 해로운 상태가 되니 주의가 필요하다."고 말한다. 이러한 오염 물질들은 기관지나 폐뿐만 아니라 심혈관 질환과 각종 암을 일으키는 치명적인 요인이 된다. 겨울철에 춥다고 환기를 시키지 않으면 미세먼지와 가구나 건축 자재에서 방출된 휘발성 유기화합물의 농도가 높아지므로 아무리 추운 겨울이라도 아침과 저녁에 최소 20분~30분 정도 창문을 열어 환기를 하여야 한다. 대부분의 사람들이 미세먼지가 나쁜 날은 문을 꼭 닫아 두고 환기를 하지 않는데 그러면 실내 공기는 바깥 공기보다 훨씬 더 나빠진다. 그러므로 외부 공기가 나쁜 날에도 황사가 아주 심하든가 미세먼지가 최악의 상황이 아니라면 반드시 창문을 열고 환기를 한 후에 공기정화기를 돌리는 것이 실내 공기 질을 깨끗하게 유지하는 요령이다.

환기가 되려면 새로운 공기가 실내로 들어와서 오염된 실내 공기를 밖으로 밀어내야 한다. 그러므로 한쪽 창문만 연다면 아무리 많이 열어도 환기기 잘 되지 않으므로 환기시킬 때는 최소한 두 군데 이상의 창문을 열어야 한다. 겨울철에는 열 손실이 많아 난방비도 많이 들겠지만 돈이 건강보다 중요하겠는가? 오염된 실내 공기가 먼지 많은 외부 공기보다 건강에는 훨씬 더 해롭다는 사실을 명심하고 아무리 춥더라도 하루에 한두 번씩 30분 이상은 꼭 환기를 하자.

* 경쾌한 음악을 듣자

하버드대학 연구에 따르면 음악을 들으면 약물을 복용하거나 특정 욕구를 느낄 때 반응하는 두뇌 부위와 동일 영역을 자극해 몸과 마음에 좋은 영향을 미친다고 한다. 음악을 들을 때 뇌에서 발생하는 알파파장(α-wave)은 심신을 안정시키고 스트레스 해소를 돕고 행복 호르몬인 엔도르핀(endorphin)과 스트레스 호르몬인 코르티솔(cortisol)의 분비를 조절해 스트레스와 뇌의 피로를 해소하여 암 치료 효과를 증진시킨다. 그뿐만 아니라 집중력과 기억력을 향상시키고 각종 통증 감소에도 효과적이라는 것은 이미 다양한 연구를 통해 입증되고 있다. 세계적으로 유명한 미국의 암 전문 병원인 MD 앤더슨 암센터의 김의신 박사는 모차르트와 브람스가 작곡한 경쾌한 음악을 들으면 암세포를 살해하는 NK 세포가 무려 1,000배 이상 늘어나 암 치료에 많은 도움을 준다는 사실을 밝히고 있다.

3. 고혈압

혈압이란 혈액이 혈관 속을 흐를 때 발생하는 파동이 혈관 내벽에 주는 압력을 말한다. 혈액이 풍부하고 빠르게 잘 흐르면 파동이 커지기 때문에 혈압이 높게 나타나고 그 외에도 어떤 원인에 의하여 혈관 벽이 손상되는 경우에 우리 몸은 혈관이 파열되는 것을 방지하기 위하여 혈관의 중막(中膜)을 구성하는 민무늬근 세포들을 내막으로 이동시켜 보강하기 때문에 혈관이 좁아져 혈압이 높아질 수 있다. 그렇더라도 혈관은 내막(內膜), 외막, 중막 등 탄력성이 좋은 삼중 막으로 구성되어 있어서 혈액이 흐를 때 발생하는 파동이 혈관에 주는 압력 정도를 감당 못 하고 파열될 가능성은 전혀 없다.

우리가 생명을 유지하고 살아가려면 혈액이 우리 몸을 구성하고 있는 약 60조에 달하는 세포들에게 영양분과 산소를 전달해 주고 이들 세포들이 대사 과정에서 발생시킨 노폐물과 탄산가스를 회수하여 몸 밖으로 배출해야 한다.

그러나 저혈압 상태가 되어 혈액을 밀어 보내는 힘이 약하면 직경이 1/1,000 내지 7/1,000mm로 머리카락의 1/10 정도밖에 안 되는 매우 좁은 모세혈관을 통과하기 힘들기 때문에 60조에 달하는 세포들에게 산소와 영양분을 전달해 주기 어려워지고 세포들이 대사 과정에서 발생한 노폐물을 몸 밖으로 배출하기도 어려워진다. 그럼에도 불구하고 우리나라 의학계는 혈액이 빠르게 잘 흐르는 지극히 건강한 사람을 환자로 둔갑시키고 있다.

한 달에 200명 정도씩 40년간 10만 명 이상의 환자를 진료한 일본 간토 의료 클리닉의 마쓰모토 미쓰마사(松本光正) 원장은 그의 저서《고혈압은 병이 아니다》에서 수많은 환자들을 관찰해 본 결과 "심장이나 혈관에 다른 질병이 없는 한 수축기 혈압이 200mmHg를 넘지 않으면 아무 문제가 없다. 고혈압이란 제약회사와 기부금 좋아하는 어용학자, 병원과 의사, 행정기관들이 부패 사슬로 연결되어 만들어 낸 허구의 병"이라고 주장한다. 미국 국립 보건원 고혈압 합동위원회의 수전 오파릴 위원장(앨라배마대학 고혈압 프로그램 실장)은 "과거에는 혈압이 정상 수치를 유지할 때 건강에 가장 좋다고 생각했지만 반드시 그렇지만은 않으며 최고혈압을 140mmHg 이하로 낮춘 사람이나 160mmHg 이하로 낮춘 사람이나 건강 개선 효과에 차이가 없는 것으로 나타났으며 특히 60세 이상 노인들은 고혈압 기준을 낮춰서 얻는 효과는 없는 반면 다른 질병을 치료하기 위해 복용하는 약과 고혈압약의 상호 작용으로 인한 부작용으로 새로운 질병을 일으킬 위험이 크다."고 발표했다.

1) 고혈압 기준의 하향 조정

우리나라의 고혈압 기준은 원래 160mmHg 이상이었으나 2004년 12월 6일 140mmHg로 내렸으며 일본은 1987년 '노인보건법에 따른 고혈압 진단 매뉴얼'에서 고혈압 기준을 180mmHg으로 정했으나 2000년부터 슬슬 내리기 시작하여 2008년에는 130mmHg까지 무려 50mmHg나 내렸다.

2) 고혈압 기준은 왜 내렸을까?

*** 세계보건기구**

1999년 2월 4일 세계보건기구(WHO)는 160mmHg 이상인 수축기 고혈압 기준을 의학적으로 검증된 뚜렷한 근거도 없이 140mmHg로 한 번에 20mmHg나 대폭 내리는데 이때 상상도 할 수 없는 기가 막힌 해프닝이 벌어졌다.

WHO는 1999년 2월 4일 고혈압의 새로운 가이드라인을 발표하기 몇 시간 전에 세계 각국에서 모여든 기자들에게 "새로운 가이드라인은 WHO와 아무 관련이 없으며 WHO의 동의 없이 스폰서인 제약회사가 임으로 결정한 것이다."라는 내용의 보도 자료를 보냈다. 그런데 어찌 된 영문인지 그다음 날 아무런 의학적 근거도 밝히지 않고 느닷없이 전날의 성명을 취소하고 제약회사가 만든 새로운 기준치를 인정해 주었다. 왜 이런 코미디 쇼 같은 해프닝이 벌어졌을까? WHO가 고혈압약 제조업체들이 제시한 기부금 액수가 적기 때문에 승인을 거부했으나 그들이 보다 많은 기부금을 약속하자 즉시 승인해 준 것이 아닐까? 하는 의심을 하지 않을 수 없다.

*** 일본**

일본은 1987년부터 180mmHg로 운용하던 수축기 고혈압 기준을 13년이 지난 2000년부터 슬슬 내리기 시작하여 2004년에는 140mmHg까지 무려 40mmHg를 내렸고 2008년에는 130mmHg로 10을 더 내렸다. 그러자 일본이 1987년 고혈압 기준을 180mmHg

로 제정할 당시 230만 명이던 고혈압 환자 수가 130mmHg로 내린 2008년에는 무려 3,700만 명으로 16배나 증가했다. 제약회사와 병원들은 힘 하나 안 들이고 가만히 앉아서 거의 3,500만 명의 고객을 추가로 확보하여 많은 돈을 벌게 되었지만 무려 3,500만 명의 건강한 사람들이 고혈압 환자라는 누명을 쓰고 약 사 먹느라 귀한 돈 없애고 매일 매일 약 챙겨 먹느라 스트레스를 받고 살아가게 되었다. 2008년 3월 3일 일본의 메이저 언론인 요미우리신문은 수축기 고혈압 기준을 140mmHg에서 130mmHg로 인하하는 위원회에 심사위원으로 참여한 의과대학 교수 9명이 고혈압 약을 만드는 제약회사로부터 총 82억 원의 기부금(뇌물)을 받았으며 그중 오기하라 도시오 오사카 대학 명예교수는 무려 22억 원이나 되는 거액을 받았다고 폭로하여 큰 사회 문제가 되었었다.

이러한 부조리한 행태가 사람의 몸을 대상으로 돈벌이하고 있는 제약회사, 병원, 의사 등 '의료 삼총사'들이 장악하고 있는 현대의학의 적나라(赤裸裸)한 실상이다.

3) 혈압이 높은 사람이 건강하다는 실증적인 사례

일본의 저명한 의학자인 이시하라 유미 박사가 세계적인 장수촌인 코카서스 지방(이 지역에는 168세까지 살아 기네스북에 오른 할아버지도 있다)에서 90세 이상 장수한 사람들의 평균 혈압을 조사한 결과 수축기 혈압이 180~200mmHg로 우리나라 기준보다 40~60mmHg가 높았다. 그 지역에서 장수에 대하여 연구하는 교수들은 이 지방 사람들은 혈압이 높아 온몸 구석구석까지 영양분과 산소를 잘 공급해 주기 때문에 나이를 먹어도 그만큼 활발하고 활력 있게 사는 것이라고 분석하고 있다. 실제로 핀란드의 한 연구팀이 75세부터 85세 사이의 사람 중 혈압약을 먹지 않는 남녀 521명을 추적 조사했는데, 그 결과 "80세 이상의 그룹에서는 최고 혈압이 180mmHg 이상인 사람의 생존율이 가장 높고 140 이하인 사람들의 생존율은 뚝 떨어졌다."고 발표하였다. 대한고혈압학회의 새로운 이사장으로 선출된 편욱범 교수는 2018년 10월 3일 여의도 콘래드 호텔에서 열린 대한고혈압학회 추계 학술대회 후 '메디칼업저버'지의 김민수 기자와 가진 인터뷰에서 "30대 연령층에서는 수축기 혈압이 140mmHg을 초과하는 사람들의 84%가 고혈압약을 복용하지 않고 무시하고 있으며 심지어는 수축기 혈압이 200mmHg에 도달해도 증상이 없어 치료받지 않고 있으므로 고혈압에 대한 인지도 개선을 위해 홍보활동을 펼칠 계획이다."라고 밝혔다. 수축기 혈압이 140mmHg를 초과하는 젊은이들의 84%가 약을 먹지 않고 있으며 심지어는 200mmHg를 초과하는 사람도 아무런 불편한 증상 없이 건강하게 생활하고 있다면 수축기 혈압이 140mmHg 이상인 사람들을 고혈압 환자로 취급하는 고혈압 기준이 잘못되었다는 것을 입증하는 강력한 실증적 증거가 아니겠는가?

4) 고혈압은 제약회사와 병원이 만들어 낸 허구(虛構)의 질병

사람의 몸을 대상으로 돈을 벌고 있는 제약회사, 병원, 의사 등 의료상인들은 우리 인체가 변화된 환경에 적응하기 위하여 반응하는 지극히 자연스러운 현상에 그럴듯한 새로운 병명을 붙여서 멀쩡한 사람을 환자로 만드는 탁월한 재주를 가지고 있다. 인체의 생리현상 중 수치로 표시할 수 있는 모든 현상에 대하여 기준 수치를 터무니없이 낮거나 높게 정해 놓고 이를 초과하거나 미달하는 사람들을 환자로 분류한다. 이런 방법으로 지극히 정상적인 건강한 사람을 환자로 둔갑시키는데, 대표적인 질병 중의 하나가 바로 고혈압이다.

5) 고혈압약은 수많은 질병을 일으키는 독성물질이다

* 뇌경색 발생률이 두 배

도카이대학 의학부 오구시 요이치 교수가 1999년부터 2007년까지 8년간에 걸쳐서 고오리야마시(市)에 사는 남녀 4만 명의 건강검진 데이터를 전국의 데이터와 비교 분석한 연구에 따르면 "혈압약을 먹은 사람은 먹지 않은 사람에 비해 뇌경색 발생률이 두 배"라고 밝혔다. 그 이유는 혈압약은 심장이 혈액을 강하게 뿜어내지 못하게 하려고 심장의 기능을 억제하기 때문에 심장에 혈액이 고이게 되고, 이로 인해 혈액이 엉겨 붙어 혈전을 만드는데 이 혈전이 떨어져 나와 심혈관을 막으면 심근경색을, 뇌혈관을 막으면 뇌졸중을 일으키기 때문이다.

* 암 발생률이 네 배

일본 후생성이 1992년부터 70세 이상 고혈압 환자를 두 그룹으로 나누고 한 그룹은 일본에서 가장 많이 사용하는 '칼슘길항제'라는 고혈압약을 투여하고 다른 한 그룹은 가짜 약(전분을 넣은 캡슐)을 투여하면서 추적 조사를 하였는데. 가짜 약을 먹은 사람은 91명 중 5명만이 뇌경색에 걸렸으나 혈압약을 먹은 사람은 105명 중 약 8명이 뇌경색에 걸렸다. 더 심각한 것은 암 발병률이다. 가짜 약을 먹은 사람은 2명만 암에 걸린 반면 고혈압약을 먹은 사람은 9명이 암에 걸렸다. 진짜 약을 먹은 사람들이 가짜 약을 먹은 사람들보다 450%나 더 많이 암에 걸렸다.

미국 프레드 허친슨 암 연구 센터의 크리스토퍼 리 교수는 "혈압약인 칼슘길항제를 섭취한 사람들은 유방암이 2.5배나 더 많이 걸렸다."는 연구 결과를 'JAMA Internal Medicine'지에 발표하였다.

* 심장 질환으로 인한 사망자가 두 배

핀란드에서 연구팀이 최대 혈압이 160mmHg 이상 200mmHg 이하, 총콜레스테롤 270 이상, 중성지방 150 이상, 혈당치 162 이상인 40세에서 55세 사이의 성인 남녀 1,200명을 15년에 걸쳐 세밀한 추적조사를 실시했다. 검사 대상자를 600명씩 두 그룹으로 나누고 한 그룹은 의사가 4개월에 한 번씩 5년간 고혈압과 고지혈증약을 처방해 주고, 운동프로그램을 건네주고, 금연을 시키고 식사 내용도 상세하게 지도해 칼로리, 포화지방을 줄이고 채소를 많이 먹게 하였고 한 그룹은 아무런 조치도 하지 않고 방치했다. 5년의 실험 기간이 끝난 뒤 10년 동안 1,200명 모두에게 자유롭게 생활하도록 한 후 그들을 조사해 보니 그 결과는 전혀 예상 밖이었다. 의사의 지도를 받고 약을 먹은 그룹에서 심장 질환으로 사망한 사람은 방치한 그룹의 두 배가 넘었다. 이 연구 결과는 성인병이라고 부르는 고혈압, 콜레스테롤, 당뇨 등의 약들은 아무런 치료 효과도 없으면서 새로운 질병을 일으키는 독성물질에 지나지 않는다는 것을 입증하는 실증적인 증거이다.

* 급성신부전, 장 질환, 소화기계 합병증을 일으킨다

프랑스 국립의약품청(ANSM)은 '올메사르탄(olmesartan)' 제재를 사용하여 만든 고혈압 치료제를 검토한 결과, 심근경색, 뇌졸중 등 심혈관 질환이나 사망률 감소 효과는 별로 없고 '중증 장 질환' 위험과 급성신부전을 동반한 만성 중증 설사, 소화기 계통(消化器 系統)에 합병증을 일으킬 우려가 있기 때문에 의약품 명단에서 삭제한다고 발표했다. 국내에는 올메사르탄 성분의 고혈압약은 지난해 국내에서 판매된 고혈압과 고지혈증 치료제 가운데 가장 많이 팔린 약이다. 그러나 우리나라 식약청은 올메사르탄 제재 처방 시에 부작용에 주의하라는 지시 공문만 내려보내는 것으로 끝이다. 치료 효과도 없으며 부작용만 커서 여러 가지 질병을 일으킬 위험성이 많아 의약품 명단에서도 삭제된 독성물질을 많은 국민들이 귀한 돈 주고 열심히 먹고 있으니 또 다른 질병이 발생하여 또 다른 약을 추가로 먹게 되는 것은 단지 시간문제일 따름이다.

6) 결론

사람들은 나이를 먹어 감에 따라 신체 각 조직의 기능이 저하되는데 혈액 순환도 예외가 아니다. 혈액 순환이 원활하지 않으면 심장에서 멀리 떨어진 신체 말단 조직의 세포들에게 산소와 영양분을 제대로 공급해 주지 못하기 때문에 이들 세포는 병들어 서서히 죽어 가게 된다. 그러므로 우리 몸은 이러한 사고를 미연에 방지하기 위하여 전보다 강한 힘으로 혈액을 밀어 보내므로 혈압이 올라가는데 이는 생명을 유지하기 위한 지극히 당연한 조치로서 우리 인간이 오랜 세월 동안 진화해 오면서 터득한 생존 법칙이다. 다시 말하면 혈압이 높아졌다는 것은 우리 몸이 변화된 환경에 적응하기 때문에 나타나는 지극히 당연한 현상이지 절대로 질병이 아니라는 것이다.

모든 약은 토양을 오염 시키고 거기서 흘러나온 침출수가 강과 바다까지 오염시키는 강한 독성물질이기 때문에 쓰레기 처리장에도 버리지 못하고 분리수거해야 한다는 사실을 모르는 사람은 거의 없을 것이다. 그럼에도 불구하고 몸이 조금만 불편하면 의사를 찾아가 쓰레기 처리장에도 버리지 못하는 독성 화학물질을 귀한 돈 주고 사서 약이라고 열심히 몸속에 집어넣으며 자기는 건강관리를 잘 하고 있다고 생각하는 사람들은 미국의 저명한 의사 월렉(Wallac) 박사의 충고를 음미해 볼 필요가 있다.

노벨의학상에 노미네이트되었던 그는 《죽은 의사는 거짓말을 하지 않는다》라는 저서에서 "현재 미국인의 평균 수명이 75.5세인 데 비해 미국 의사들의 평균 수명은 57.6세입니다. 평균 수명보다 20년이나 빨리 죽는 사람(의사)들이 먹으라고 권유하는 약을 귀한 돈 주고 사서 꼬박꼬박 정성 들여 먹으면 자기가 타고난 수명보다 20년은 빨리 죽을 것이 분명합니다."라고 말하고 있다.

4. 콜레스테롤

우리 몸의 근육과 조직, 즉 사람의 육체를 만드는 것은 단백질과 지방이므로 단백질과 지방이 없으면 우리 인간은 존재할 수 없고 그것이 부족하게 되면 건강을 유지하기 어렵게 되는데, 이처럼 중요한 물질인 단백질과 지방의 복합체가 바로 콜레스테롤이다. 그 이외에도 콜레스테롤은 손상된 혈관 벽을 보강하여 혈관의 파열을 막아 주고, 신경이 발생시킨 신호를 뇌로 전달하는 중요한 역할을 하고 있다.

우리 몸을 구성하는 세포는 60조 정도 되지만 이들 세포들의 수명은 매우 짧아 위장 벽을 구성하는 세포는 강한 위산의 공격에 시달리기 때문에 불과 몇 시간밖에 살지 못하고 가장 오래 산다는 골세포(뼈를 만드는 세포)도 불과 6개월밖에 살지 못한다. 따라서 매일 수백억 개에 달하는 세포가 죽고 새로운 세포가 만들어져야 하는데(세포분열) 이들 세포의 막을 구성하는 성분의 70%가 콜레스테롤이므로 콜레스테롤이 없으면 새로운 세포를 만들 수 없어 사람은 생명을 잃게 된다.

약 11만 명의 덴마크인을 평균 9.4년 추적 조사하여 영국의학저널에 발표한 연구를 보면 총 사망률이 가장 낮은 사람들의 Ldℓ 콜레스테롤 수치는 140mg이었다. 그러나 우리나라는 혈액 1dℓ당 Ldℓ 콜레스테롤의 적정 수치를 100mg으로 정하고 130mg이 넘으면 고콜레스테롤혈증 환자로 분류한다. Ldℓ 콜레스테롤과 Hdℓ 콜레스테롤을 합한 총콜레스테롤의 경우 일본 연구진이 15만 명을 5년 이상 추적 조사했던 기존의 연구들을 검토한 결과를 보면 총콜레스테롤이 240mg 이상인 사람들은 사망률이 낮게 나타났으나 우리나라는 총콜레스테롤 기준을 200mg 이하로 정해 놓았다.

현대 의료산업을 장악한 제약회사, 병원, 의사 등 의료상인 삼총사들은 각종 검사의 기준치를 뚜렷한 과학적인 근거도 없이 터무니없이 낮거나 높게 설정함으로써 지극히 정상인 수많은 사람들을 환자로 만들 수 있다. 우리 몸은 나이를 먹거나 환경이 변화하면 그에 적응하기 위하여 여러 가지 변화가 일어나는데, 이러한 지극히 자연스러운 변화에 그럴듯한 새로운 병명을 붙여서 멀쩡한 사람을 환자로 만들기도 한다.

2004년 미국에서 Ldℓ 콜레스테롤의 정상 기준치를 160mg/dℓ으로 내리는데, 이때 심사위원으로 참여한 9명 중 8명이 제약업체로부터 연구비라는 명목으로 뇌물을 받았다는 사실이 밝혀져 커다란 사회 문제가 되기도 하였다. 심사위원들에게 연구비 명목으로 포장한 뇌물을 주는 것은 아무리 많이 주더라도 제약회사의 입장에서 그야말로 껌값도 안 되는 미미한 돈이다. 돈 몇 푼 안 들이고 각종 질병의 기준 수치를 내려 지극히 건강한 사람들을 환자로 둔갑시키면 많은 돈을 손쉽게 벌 수 있으니 앞으로도 건강 관련 수치는 계속 내려가지 않을까?

1) 콜레스테롤이 심혈관 질환의 주범이라는 지질가설(脂質假說)은 조작의 산물이다

미국의 생리학자 안셀 키즈(Ancel Keys)는 1953년 "포화지방을 많이 섭취하면 콜레스테롤이 늘어나고, 이로 인해 동맥이 좁아져 심혈관 질환에 걸릴 확률이 높아진다."는 지질가설(脂質假說)을 처음으로 주장한 이후 많은 의학자들이 이를 지지하면서 지질가설은 정설로 굳어졌고 각국 정부의 의료정책과 식생활 관련 지침의 초석이 됐다. 그러나 안셀 키즈의 지질가설은 그가 처음 주장할 때부터 그의 연구 결과에 의문을 제기하는 다양한 주장이 있어 왔는데, 키즈의 지질가설을 의심하는 의학자들이 조사한 바에 의하면 키즈는 당초에 지방과 콜레스테롤 섭취와 심혈관 질환의 연관성을 알아보기 위해 총 22개국의 자료를 취합했는데 이 중 자신의 논리에 들어맞는 7개 국가만 선택하고 나머지 15개 국가의 자료는 무시했다.

영국 의학박사 말콤 켄드릭은 키즈 박사가 조사한 22개국 중 그가 선택하지 않은 15개 나라를 중심으로 분석하자 "포화지방과 콜레스테롤을 더 많이 섭취할수록 심장 질환 발생 위험은 낮아졌다."고 주장했으며 영국의 런던대학교 생리학자 존 유드킨은 키즈가 분석 국가로 선정한 핀란드는 1인당 지방 섭취량이 많고 심장 질환 발병률도 높았지만 네덜란드와 스위스 사람들은 핀란드 사람들보다 훨씬 더 많은 지방을 섭취하지만 심장 질환 발병률은 핀란드의 3분의 1밖에 안 된다는 사실을 지적하며 키즈의 지질가설은 과학적 근거가 없다고 신랄하게 비난했다.

2) 고콜레스테롤혈증(고지혈증)은 의학 역사상 최대 사기극이다

순천향대 의대 교수를 역임한 정윤섭 양생의원 원장은《콜레스테롤과 포화지방에 대한 오해 풀기》라는 저서에서 "두꺼워진 혈관 벽에서 콜레스테롤 성분이 발견되는데 그것은 혈관에 난 상처를 치유해서 혈관 벽이 파열되는 것을 막으려고 콜레스테롤로 혈관 벽을 보강했기 때문이다. 따라서 콜레스테롤이 심혈관 질환의 원인이라고 주장하는 것은 불을 끄기 위해 불 속에 뛰어든 소방관들에게 불을 낸 범인이라고 누명을 씌우는 꼴"이라고 설명한다.

스티븐 시나트라(Stephen Sinatra)와 조니 버든(Jonny Bow den) 같은 학자는 그들이 공동 저술한《콜레스테롤 수치에 속지 마라》라는 책에서 "콜레스테롤이 심장 질환과 관련이 있다는 주장은 제약회사와 병원들이 돈벌이하려고 조작한 의학 역사상 최대 사기극"이라고까지 신랄하게 비판하고 있다.

3) 심혈관 질환의 원인은 콜레스테롤이 아니라 호모시스테인(Homocysteine)이다

미국 하버드 의과대학 교수인 맥컬리(Kilmer S, Macully) 박사는 태어난 지 2달밖에 안 되는 아기와 8살짜리 아이가 심장마비로 죽자 기존의 콜레스테롤 이론으로는 도저히 설명할 수 없는 두 가지 기이한 현상을 발견하는데, 첫째는 두 아이의 혈관 상태가 80세 노인에게서나 볼 수 있는 중증 동맥경화 상태였으며 둘째는 혈액 내

특정 아미노산인 호모시스테인(Homocysteine)의 수치가 너무 높았다는 사실이다. 그는 이러한 기이한 현상에 대하여 연구를 한 결과 심근경색, 뇌경색 등 심혈관계 질환을 일으키는 원인은 콜레스테롤이 아니고 독성 아미노산인 호모시스테인이라는 사실을 발견하고 이러한 연구 결과를 1969년부터 여러 편의 논문을 통해 발표하였다. 그러자 1970년대 중반부터 콜레스테롤 저하제를 만들어 막대한 돈을 벌고 있던 제약회사와 그들의 후원금으로 운영되는 의학 관련 단체, 콜레스테롤 저하제 처방전을 끊어 주고 많은 돈을 벌고 있던 병원과 의사들이 격렬하게 들고 일어나 그를 비난하고 심지어는 사기꾼이라고까지 매도하는 사태가 벌어졌다. 결국 그는 1979년 하버드 의대 교수직에서 쫓겨나게 된다.

그 후 16년의 세월이 흐른 1995년, 맥컬리 박사의 주장이 옳았다는 것을 입증하는 '혈장 호모시스테인 농도와 경동맥 협착과의 연관성'이라는 논문이 발표된다. 67세에서 96세까지 1,041명의 노인을 대상으로 연구한 이 논문은 혈액 중 호모시스테인 농도가 14.4 이상인 사람은 9.1 이하인 사람들에 비해 2배나 많은 사람들에게서 동맥경화(경동맥협착)가 발생했다는 사실을 밝혀냈다.

관상동맥(심장동맥) 질환자 587명을 대상으로 4년간 추적 조사한 '혈장 호모시스테인 수치와 관상동맥 질환자의 사망률 비교'라는 논문에서도 호모시스테인 수치가 9 이하인 사람의 사망률은 3.8%인 반면 15 이상인 사람은 24.7%로 무려 6배 이상 높았다고 밝히고 있다. 이 연구를 기점으로 많은 연구 결과들이 계속 나오면서 맥컬리 박사의 '호모시스테인 이론'은 학계에서 정설로 인정받게 되고 그는 사기꾼에서 저명한 학자로 화려하게 부활하게 된다. 20년 만에 그의 명예는 완전히 회복되었고 많은 지지와 박수를 받는 대변신이 일어난 것이다. 그는 1997년에 출판한 《호모시스테인 혁명(Homocysteine Revolution)》이라는 저서에서 호모시스테인은 혈관을 아예 찢어 버릴 수도 있을 정도로 독성이 강한 아미노산이라고 경고하고 있다.

4) 미국과 일본은 콜레스테롤 섭취 기준을 폐지했다

미국 식단 지침 자문위원회(DGAC)는 2015년 우리 몸속에 있는 콜레스테롤은 우리 몸에 필요하기 때문에 간에서 합성한 것이며 우리가 섭취한 콜레스테롤과는 직접적인 연관이 없다고 밝히고 성인 기준 하루에 300mg 이하로 섭취할 것을 권고하던 콜레스테롤 섭취 기준을 폐지했으며 계란에는 콜레스테롤이 많으므로 하루에 2개 이하로 섭취하라던 권고도 삭제했다.

일본은 1980년대에 후쿠이 시민 약 37,000명을 5년 동안 추적 조사한 결과 남성과 여성 모두 콜레스테롤 수치가 가장 낮은 그룹의 총 사망률이 높게 나오고 반대로 혈중 콜레스테롤 수치가 높을수록 사망률이 낮게 나오자 성인 남성 기준 하루 750mg 이하로 섭취를 권장하던 콜레스테롤 기준 자체를 없애 버렸다.

5) 콜레스테롤이 부족하면 뇌출혈 위험이 2배 이상 높아진다

미국 브리검 여성병원의 Pamela M. Rist 박사팀이 여성 환자 2만 7,937명을 대상으로 19년 동안 추적 관찰한 결과 Ldℓ콜레스테롤 수치가 70mg/dℓ 미만인 환자는 160mg/dℓ 이상인 환자보다 뇌출혈 발생 위험이 1.53배 높았다. 또한 중성지방 수치도 기존에 알려진 것과는 정반대의 결과가 나왔다. 중성지방 수치를 4단계로 나눠 분석한 결과, 가장 낮은 그룹에 속한 환자는 높은 그룹에 속한 환자보다 뇌출혈 발생 위험이 2배 높았다. 그러나 총 콜레스테롤과 Hdℓ 콜레스테롤 수치는 뇌출혈 발생 위험과 연관성을 보이지 않았다. 이 연구는 Hdℓ 콜레스테롤은 좋고 Ldℓ 콜레스테롤과 중성지방은 나쁘다는 기존의 인식이 잘못된 것이라는 것을 증명하고 있다.

6) 콜레스테롤 치료 행위가 사망률을 2배나 높인다

핀란드의 한 연구팀이 15년에 걸쳐 세밀한 추적조사를 실시한 후 "콜레스테롤 수치가 높은 사람들이 정기적으로 건강검진을 받고 의사가 주는 약을 먹는 것은 건강에 조금도 도움이 되지 않고 오히려 위험하다."는 연구 결과를 발표했다. 연구팀은 총 콜레스테롤 수치가 우리나라 정상 수치인 200mg/dℓ보다 무려 70mg이나 높은 270mg/dℓ 이상인 사람과 중성지방 150mg 이상인 남자 1,200명을 제비뽑기로 600명씩 나누고 4개월에 한 번씩 5년 동안 의사가 건강 지도를 해 주고 고지혈증이 계속되면 약을 처방했다. 반면에 나머지 600명은 의사가 아무런 치료도 하지 않고 방치하였다. 그런데 그 결과는 전혀 예상 밖이었다. 의사가 개입한 그룹에서 심장 질환으로 사망한 사람의 수는 방치한 그룹의 두 배 이상이었고 자살이나 사고 등으로 인한 사망자 수도 많았다. 이 같은 결과는 약을 먹어 콜레스테롤이나 중성지방의 수치를 인위적으로 내려 보았자 아무 효과도 없으며 오히려 약의 독성으로 인하여 더 빨리 죽게 된다는 사실을 증명하는 것이다.

7) 콜레스테롤 저하제는 효과가 없으며 부작용만 크다

　세계적으로 가장 많이 팔리는 콜레스테롤 약은 스타틴 계열의 콜레스테롤 저하제이다. 이 약은 2009년 미국에서만 약 145억 달러, 우리 돈으로 18조 원어치나 팔렸으며 일본에서도 3조 원어치나 팔렸을 정도로 유명한 약이다. 그러나 캐나다 브리티시컬럼비아 대학의 제임스 라이트(James M Wright) 교수는 "스타틴 계열의 약은 L㎗ 콜레스테롤의 수치만은 떨어뜨렸지만 사망자 수는 줄지 않았다. 따라서 인위적으로 콜레스테롤 수치만 내려 보았자 아무런 의미가 없고 대부분의 사람들에게 약효는 고사하고 건강을 해칠 위험마저 있다."는 연구 결과를 발표했다.

　* **면역력을 떨어뜨린다**
　약물로 콜레스테롤 수치를 내리면 면역세포의 기능이 약해진다는 사실이 의학적으로 증명되고 있다. 장기 이식 수술을 할 때는 면역

세포가 새로운 장기를 이물질로 인식하여 공격하기 때문에 면역세포의 기능을 떨어뜨리기 위하여 약을 쓰는데 이 약이 바로 콜레스테롤 저하제다. 콜레스테롤 저하제가 면역력을 떨어뜨린다는 사실은 이미 임상에서 실증이 끝난 의학적 진실이라는 확실한 증거다.

* 자살을 많이 한다

고려대 의대 신경정신과 김용구 교수는 "콜레스테롤 수치가 낮은 우울증 환자일수록 자살 위험이 높다."는 연구 결과를 발표한 바 있으며 일본 이쿄대학(帝京大學)이 철도 회사인 JR히가시니혼과 공동 연구한 바에 따르면 중앙선에서 열차에 뛰어들어 자살한 55~60세 남성의 90%가 콜레스테롤 저하제를 복용하고 있었다고 한다.

* 간 손상을 유발한다

서울대가 발표한 바에 따르면 콜레스테롤 저하제인 스타틴을 복용한 사람들의 17%에서 간 손상이 발생했다.

* 당뇨병을 유발한다

미국에서 16만 명의 여성을 대상으로 3년간 조사한 결과에서는 당뇨병 발병률이 50~70%까지 증가했다.

* 코엔자임 Q10의 합성을 억제한다

의사들이 콜레스테롤 수치를 내리기 위하여 스타틴 계열의 약물을 처방할 때는 심장을 보호하는 코큐텐 보충제(코엔자임 Q10)를 동시에 처방하는데 이는 스타틴 계열의 약물은 심장 기능에 중요한 역할을 하는 코큐텐의 합성을 억제한다는 주장이 옳다는 것을 확실하게 입증하는 증거이다.

8) 결론

콜레스테롤 수치를 낮게 조작했기 때문에 졸지에 고지혈증 환자의 누명을 쓴 수많은 사람들은 뇌출혈이나 심장마비를 일으켜 죽을지도 모르는 불안감에 사로잡혀 의사들에게 진료비를 갖다 바치고 약 사느라 귀한 돈 없애고 매일매일 하루도 빠짐없이 꼬박꼬박 약 챙겨 먹느라 고생하며 먹고 싶은 음식도 제대로 먹지 못하고 스트레스 받으며 살아가고 있다. 그러나 여기서 끝나는 문제가 아니다. 콜레스테롤 저하제를 계속 복용하게 되면 약물의 독성을 처리해야 하는 간과 신장이 혹사당하기 때문에 서서히 그 기능이 저하하게 되는데 간과 신장의 기능이 저하돼 독성물질을 제대로 처리하지 못하게 되면 또 다른 질병이 발생하게 된다. 그리되면 환자들은 또 다른 약을 사 먹느라 돈을 없애고 고생하지만 제약회사와 병원은 또 다른 약을 팔고 진료비를 받을 수 있으니 얼마나 좋겠는가?

5. 당뇨병

우리가 탄수화물을 섭취하면 소화 효소에 의해 포도당으로 변한 다음 우리 몸을 구성하는 세포 속으로 들어가 에너지원으로 사용된다. 그러나 우리 몸을 구성하는 세포는 자기 몸을 보호하는 보호막이 있어 아무 물질이나 세포 속으로 들어갈 수 없다. 따라서 우리가 섭취한 포도당도 세포 속으로 들어가려면 출입증이 필요한데 이 출입증이 바로 췌장의 베타세포에서 분비하는 호르몬인 인슐린이다.

인슐린이 세포의 인슐린 수용체를 자극하면 세포는 포도당이 도착했음을 알고 문을 열어 당을 받아들여 에너지원으로 사용한다. 그러나 어떤 원인에 의하여 췌장에서 인슐린을 만들지 못하거나 인슐린을 만들더라도 그 양이 부족한 경우와 인슐린이 신호를 보내도 세포가 문을 열어 주지 않아 당이 세포 속으로 들어가지 못하고 혈액 속을 떠돌아다니다 소변으로 배출되는 현상을 당뇨병이라 한다. 당뇨병은 '제1형 당뇨병'과 '제2형 당뇨병'으로 구분하는데 제1형 당뇨병은 선천적으로 췌장에 문제가 있어 인슐린을 만들지 못하는 질병인 반면 제2형 당뇨병은 췌장이 인슐린을 만들기는 하지만 그 양이 부족하거나 인슐린 저항성 때문에 당분이 세포 속으로 들어가지 못하고 혈액 속을 떠돌다 소변으로 빠져나가는 질병이다. 당뇨병 환자의 대부분은 제2형 당뇨병이다.

1) 당뇨병의 진단 기준

대한 당뇨학회가 제정한 당뇨병 진단 기준에 의하면 다음 중 한 항목에 해당하면 당뇨병이다.

① 8시간 이상 공복 후 혈중 포도당이 126mg/dℓ 이상
② 당화혈색소 6.5% 이상 또는
③ 75g의 포도당을 투여하고 2시간 후에 측정한 혈중 포도당이 200mg/dℓ 이상
④ 무작위로 측정한 혈중 포도당이 200mg/dℓ 이상

2) 당뇨병의 증상

당뇨병의 3대 증상은 물을 많이 마시는 다음(多飮), 음식을 많이 먹는 다식(多食), 소변을 많이 보는 다뇨(多尿)다.
포도당이 세포 속으로 들어가지 못하고 소변으로 빠져나가면서 신장에서 물을 끌고 나가 몸 안의 수분이 부족해지기 때문에 당연히 물을 많이 마시게 된다. 또한 우리가 섭취한 영양분이 세포 속으로 들어가 에너지로 사용되지 못하므로 공복감은 심해져서 음식을 많이 먹게 된다.
세포 속으로 포도당이 충분히 들어가지 않으면 우리 몸은 포도당이 부족한 것으로 판단하고 체내에 저장된 지방과 단백질을 꺼내서 포도당을 만들기 때문에 지방과 단백질이 많이 소모되므로 당뇨병

이 오래 계속되면 체중이 많이 감소한다.

3) 당뇨병의 합병증

대표적인 당뇨병 합병증으로는 망막병증, 신장병증, 신경병증, 동맥경화로 인한 뇌졸중, 협심증, 심근경색증 등이 있다.

*** 망막병증**
눈이 침침해지며 가까운 거리 또는 먼 거리를 보는 데 장애가 있을 수 있고, 물체가 이중으로 보이는 복시, 빛이 번쩍이는 섬광 현상이나 반점이 떠다니는 것 같은 증상이 동반될 수 있다.

*** 신장병증**
신장 기능이 점점 악화되는 질병으로, 신부전 상태가 되어 노폐물을 걸러내지 못하면 인공투석을 하게 되고 더 악화되면 신장 이식 수술을 받아야 하는 무서운 질환이다. 증상으로는 소변에 단백질이 빠져나오면서 거품이 많아지는 거품뇨가 대표적이다.

*** 신경병증**
말초신경병증과 자율신경병증 두 종류가 있는데 말초신경병증은 손, 발이 저리거나 감각이 떨어지고, 경우에 따라서는 통증으로 수면장애가 발생하기도 한다. 자율신경병증은 위장이나 소장, 대장 등 내부 장기에 발생한다. 소화가 잘 안되고 설사나 변비가 발생할

수도 있다. 그 외에 기립성 저혈압[9]이나 발기부전, 요실금, 같은 증상이 나타날 수 있다.

* 동맥경화

가슴 통증이나 두근거림, 어지럼증이나 두통, 구토 등의 증상이 나타나며 심근경색과 뇌경색으로 발전할 수 있다.

4) 당뇨병의 발생원인

* 인슐린 부족과 인슐린 저항성

우리가 영양분을 충분히 섭취하여 포도당을 만들더라도 인슐린이 부족하거나 인슐린을 충분히 만들더라도 인슐린 저항성 때문에 당이 세포 속으로 들어가지 못하고 혈액 속을 떠돌아다니기 때문에 발생한다.

* 약물의 부작용

신경통, 류머티즘 질환, 천식, 알레르기 질환 등에 사용하는 부신피질호르몬제, 항정신병약물 등과 같은 약물을 장기간 사용하는 경우에는 당뇨병의 발병 위험이 높아질 수 있다.

---

9) 기립성 저혈압은 앉아 있거나 누워 있다 일어날 때 어지러우며 심하면 쓰러지기도 하는 질병이다.

* 운동 부족

운동 부족은 비만을 초래하고, 근육을 약화시키며, 저항력을 저하시키기 때문에 당뇨를 유발할 위험이 매우 높다.

* 스트레스

우리 몸이 장기적으로 스트레스를 받게 되면 부신피질호르몬이 과잉 분비되어 면역 반응을 떨어뜨리고 당뇨를 유발할 수 있다.

* 염증성 질환

세균이 일으키는 감염병에 걸리면 신체의 저항력이 떨어지고, 당 대사가 원활하게 이루어지지 못하기 때문에 당뇨병이 발생하기 쉽다. 특히 췌장염, 간염, 담낭염 등은 당뇨병을 일으킬 가능성이 있다.

* 유전적 요인

현재까지 밝혀진 바에 의하면 유전적 요인도 당뇨병 발병에 영향을 미친다. 부모가 모두 당뇨병인 경우 자녀가 당뇨병이 생길 가능성은 40% 정도이고, 한 사람만 당뇨병인 경우는 15% 정도이다. 그러므로 유전적 요인을 가지고 있다고 해서 전부 당뇨병 환자가 되는 것은 아니며, 나쁜 생활 습관 등 여러 가지 요인이 복합적으로 작용하여 당뇨병이 발생하게 된다.

5) 당뇨약의 부작용

대부분의 당뇨약은 저혈당 증상을 일으킬 수 있다. 특히 식사를 거르거나, 운동을 심하게 하거나, 과음했을 때 나타난다. 저혈당 증상이 나타나면 땀이 나거나 손이 떨리고 맥박이 빨라져 현기증, 두근거림 등이 나타나고, 심하면 경련이나 발작, 혼수상태에 빠질 수도 있다. 특히 주의할 것은 당뇨약 복용 시 항생제(테트라사이클린)나 혈압약, 아스피린(해열제) 등을 복용하면 저혈당 발생 위험이 증가할 수 있으므로 그럴 경우에는 당뇨약 복용량을 적절하게 조절하여야 한다.

6) 당뇨의 근본적 치료

* 생활 습관 개선

현대인의 당뇨병 중 95% 이상을 차지하는 '제2형 당뇨'는 질병이라기보다는 나쁜 식습관이나 운동 부족 등 나쁜 생활 습관 때문에 나타나는 고혈당 현상이다. 탄수화물이 주성분인 밥은 소화기관에서 소화되어 포도당이 되기 때문에 밥을 많이 먹고 활동량이 적어 당분이 소모되지 않으면 남아도는 당분이 혈액 속을 떠돌아다니는데 이때 진단을 받으면 혈당이 높게 나오므로 당뇨 환자가 된다. 가만히 앉아 TV 보는 것을 좋아하고 움직이기 싫어하는 사람들은 다른 사람보다 적게 먹더라도 소모되지 않은 당분이 혈액 속을 떠다니기 때문에 당뇨 환자가 될 수 있다.

당뇨는 당분의 섭취량이 많으냐 적으냐보다는 섭취한 당을 충분히 소모했느냐 안 했느냐가 훨씬 더 중요한 문제다. 따라서 당뇨병을 근본적으로 치료하고 예방까지 하는 가장 좋은 길은 약에 있는 것이 아니라 단백질과 지방의 섭취는 늘리고 당분의 섭취를 줄이며 활발한 신체 활동을 통하여 혈액 속을 떠돌아다니는 과잉당을 소모하는 데 있다.

* **아연(亞鉛) 섭취**

아연이 부족하면 인슐린이 부족하거나 인슐린이 제 기능을 하지 못할 수 있다. 인슐린이 자전거라면 아연은 자전거의 바퀴와 같은 역할을 한다. 자전거는 바퀴가 없으면 달리지 못하듯이 인슐린은 아연이 없으면 제 기능을 충분히 발휘하지 못한다. 그러므로 우리의 췌장은 인슐린의 분비를 원활하게 하고 불필요하게 빠져나가지 못하게 하기 위하여 아연을 일부 단백질에 집어넣어 저장한다. 그러나 아연이 부족하여 당이 빠져나가게 되면 췌장은 더욱 열심히 당을 만들어 내기 때문에 고혈당 상태가 된다. 따라서 아연 부족으로 인하여 고혈당 상태가 되면 아무리 당분 섭취를 줄이고 운동을 열심히 하더라도 혈당은 내려가지 않기 때문에 반드시 아연을 보충해야 한다.

* **소금 섭취**

병원에 입원하면 링거 주사를 놔 주는데 바로 이 링거 주사는 소금물에 설탕을 첨가한 것이다. 소금은 각종 영양소를 세포에 전달하는 중요한 미네랄이다. 그러므로 저염식이나 무염식을 하여 체내에 나트륨이 부족하게 되면 당분을 비롯한 여러 영양소들이 세포 속으로 들어가지 못하고 혈중에 떠돌다가 배설되기 때문에 고혈당 상태가 되는 것은 당연한 현상이다. 그러나 혈당이 높을 때는 0.9%의 염분 농도를 가진 소금물을 충분히 마시면 정상으로 돌아간다. 눈물, 콧물은 짠맛이 나는데 이는 우리 몸의 모든 체액이 소금물이기 때문이다. 요즘 당뇨에 좋다는 약들이 많이 있지만 소금에 비하면 속된 말로 鳥足之血(새 발의 피)이다. 운동을 하거나 힘든 일을 하여 땀을 흘린 후에는 물을 마시지만 소금을 먹는 사람들은 별로 없는 것 같다. 그러나 사람들이 땀을 흘리면 수분이 빠져나가는데 이 수분에는 나트륨이 포함되어 있으므로 몸 밖으로 빠져나간 나트륨도 함께 보충해 주어야 하기 때문에 반드시 소금(소금은 나트륨 60%와 염소 40%로 구성)을 먹어야 한다.

＊물 마시기

프랑스 국립리서치연구소는 2011년 3,615명의 성인을 대상으로 연구했더니, 하루에 0.5L이하의 물을 마신 그룹이 혈당이 비교적 쉽게 높아졌다는 것이다. 혈액 중 수분이 부족하면, 혈액의 농도가 진해져 순환이 어려워지지만 물을 잘 보충해 주면 혈액과 조직액의 순환이 원활하게 되어 혈당이 내려가고 피로 회복, 생리통 완화 등에도 도움이 된다.

*** 적절한 운동**

운동을 하면 혈액 속의 포도당을 연료로 사용해 에너지를 만들기 때문에 혈당이 감소한다. 아일랜드 리머릭대학과 뉴질랜드 오타고대학교 의대팀이 연구한 바에 의하면 식후 15분 정도를 걷는 것이 당뇨 예방에 가장 효과적이다. 특히 저녁 식사 후 걷기 운동을 한 경우 혈당이 22%나 낮아졌다. 그러나 당뇨병이 상당 기간 경과하여 저혈당 위험이 있거나 망막 출혈의 위험이 있는 경우에는 가벼운 걷기부터 시작하여 운동 시간을 서서히 늘려 나가야 한다.

6. 치매

치매 초기에는 최근에 일어난 일을 기억하지 못하지만 시간이 지남에 따라 점점 심해져 사람을 알아보지 못하고, 집을 나가 배회하고 알아들을 수 없는 말을 횡설수설하고 피해망상 증상이나 환각 증상을 일으키는 고약한 질병이다. 특히 알츠하이머병, 심혈관 질환, 파킨슨병과 밀접하게 관련이 있다. 보건복지부 중앙치매센터에 따르면 2017년 전체 노인 706만 명 중 10.2%인 72만 4,857명이 치매 환자이며 특히 85세 이상 고령자는 2.2명 중 한 명이 치매 환자다. 이들 치매 환자의 의료비가 1년에 14조 7천억 원에 달했으며 2030년엔 34조 원으로 치솟을 것으로 전망하고 있다.

1) 치매의 종류

* 알츠하이머병

노인성 치매를 일으키는 가장 큰 질환이 알츠하이머병이다. 1907년 독일의 정신과 의사인 알로이스 알츠하이머(Alois Alzheimer) 박사에 의해 최초로 의학계에 보고되었는데 '알츠하이머'라는 그의 이름이 그대로 병명이 되었다. 알츠하이머병은 베타-아밀로이드(amyloid-ß)와 타우(tau)라는 2가지 단백질이 뇌에 쌓이면서 질환이 발생한다고 알려져 있다.

알츠하이머병의 첫 번째 증상은 가벼운 건망증이다. 그 이후에

병이 진행되면서 언어 구사력, 이해력, 읽고 쓰기 능력 등이 현저히 저하되고, 집을 나와서 길을 잃어버리고 거리를 방황할 수도 있으며 정서적으로 불안해져서 과격한 행동을 하기도 한다.

* 심혈관 질환

뇌졸중(중풍)이나 뇌경색으로 인하여 뇌 안으로 흐르는 혈액의 양이 줄어드는 경우에도 발생한다. 이런 종류의 치매를 가지고 있는 사람들은 팔, 다리 등에 마비가 오고 가끔 인지능력이나 정신 능력이 악화되고 언어 장애나 시야 장애 등이 나타나기도 한다.

* 파킨슨병

파킨슨병은 팔, 다리가 굳고 동작이 원활하지 못하여 보폭이 줄어들고 걸음걸이가 늦어지며 말이 어눌해지고 가만히 있을 때도 손이 떨리는 증상 등을 보이는데, 이들 환자들 중 30~40% 정도는 파킨슨병의 말기에 치매 증상이 나타난다. 또 반대로 알츠하이머병 환자의 일부에서는 병이 진행하면서 파킨슨병의 증상이 나타나기도 한다.

2) 치매의 발병 원인

삼성서울병원 나덕렬 교수는 치매는 어느 날 갑자기 생기는 것이 아니라, 오랜 기간 동안 '잘못된 생활 습관이 누적'되어 발생한다고 분석하는데 대부분의 의학자들도 이에 동의하고 있다.

잘못된 생활 습관이란 햇빛을 멀리하고, 가만히 앉아 TV 보는 것을 좋아하고 운동하기를 싫어하고 유해화학물질을 첨가하여 공장에서 대량 생산하는 햄, 소시지, 빵, 케이크 등의 가공식품과 콜라, 사이다, 이온음료, 오렌지 주스 등 당분이 많은 음료수를 좋아하는 생활 태도를 말한다.

* 비타민 D 부족

영국 Exeter(엑시터) 대학의 '데이빗 르웰린' 박사가 이끄는 국제 연구팀이 65세 이상의 남녀 1,658명을 대상으로 6년 동안 추적 조사한 결과 피부가 햇빛을 받아 만드는 비타민 D가 다소 부족한 노인은 모든 형태의 치매에 걸릴 위험이 1.53배, 그리고 많이 부족한 노인은 2.25배가 높아지는 것으로 나타났다. 이와 관련하여 리웰린 교수는 "비타민 D가 부족하면 알츠하이머성 치매를 일으키는 것으로 알려진 독성 단백질인 '베타 아밀로이드 플라크(Beta amyloid plaques)'를 제대로 제거하지 못하기 때문이다."라고 설명했다.

캘리포니아대학 연구팀은 70대 노인 382명의 혈중 비타민 농도를 평균 5년간 검사한 결과 "비타민 D가 부족한 경우에는 인지 기능이 3배나 빠르게 쇠퇴한다."는 연구 결과를 2015년 신경병 전문 잡지 'Zama Neurology'에 발표했다.

분당서울대병원 연구팀(문재훈, 임수, 장학철, 김기웅 교수)이 성남시에 사는 65세 이상의 노인 412명을 5년에 걸쳐 추적 관찰한 연구 결과에 따르면 혈중 비타민 D 농도가 낮은 그룹(10ng/ml)은 정상 그룹(20ng/ml)에 비해 5년 뒤 치매로 진행할 가능성이 2배가량 높았다.

＊ 가공식품의 과다 섭취

가공식품을 많이 섭취하면 치매 발병 위험이 증가한다. 브라질 상파울루대 연구진이 1만 명을 10년간 추적 관찰한 연구 결과에 따르면, 설탕과 지방 함량이 많은 햄버거·피자·소시지·감자튀김 같은 '초가공식품(Ultraprocessed food)'을 권장 칼로리의 20% 이상 섭취하는 사람들은 그러지 않은 사람에 비해 인지장애 발생 속도가 28% 빠르게 나타났다.

2024년 미국 필라델피아에서 열린 알츠하이머협회 국제회의에서 베이컨, 소시지, 햄 같은 적색 가공육은 치매 위험을 높인다는 새로운 연구 논문이 발표되었다. 13만 명 이상의 성인을 대상으로 40년간 추적 관찰하며 연구한 결과 하루에 약 28그램의 가공된 붉은 고기를 섭취한 사람들은 월 3회 미만 섭취한 사람들에 비해 치매 위험이 14% 증가했다. 제1 저자인 브리검 & 여성병원 유한 리 연구원은 "가공된 붉은 고기는 치매뿐만 아니라 암, 심장병 및 당뇨병의 위험을 증가시키는 것으로 나타났다."며 "방부제인 아질산염과 나트륨 같은 유해 물질이 높은 수준으로 포함되어 있기 때문에 뇌에 영향을 미칠 수 있다."라고 말했다. 그러나 "붉은 고기라 하더라도 가공하지 않은 고기는 인지능력 저하와 관련이 없다."라고 설명했다.

＊ 항생제 장기 복용

서울대병원 가정의학과 박상민 교수 연구팀이 2004년부터 2005년까지 건강검진을 받은 40세 이상 성인 31만 3,161명을 대상으로 '항생제 누적 처방 일수'에 따른 치매 발생을 추적 관찰한 결과 "항생제 누적 처방일이 91일 이상인 그룹은 항생제를 처방받지 않은 그룹보다 치매 발생이 44% 증가했다."는 연구 결과를 발표했다. 이 연구 결과는 장과 뇌 사이에 신호 전달 경로가 존재하기 때문에 항생제를 장기 복용하면 장내 미생물균총의 불균형을 일으켜 뇌 및 인지 기능에 영향을 미친다는 "장 미생물-뇌 축(Gut microbiota-brain axis) 이론"이 옳다는 것을 실증적으로 입증하고 있다.

* 항콜린제 성분의 약물 복용

아세틸콜린(Acetylcholine)이 과잉 분비되면 우울증, 파킨슨병, 요실금 같은 배뇨 장애, 복통 등 위장 장애, 천식 같은 호흡기 장애 등이 발생하므로 이러한 질환을 치료하기 위하여 항(抗)콜린제 성분의 약물을 투여하는데 이 약물이 치매 발생 위험을 높인다.

미국의사협회지 내과 편에 항콜린제와 치매의 관련성을 조사한 대규모 연구가 발표됐다. 치매가 없는 55세 이상의 영국인 28만 4,343명을 대상으로 10년 이상을 추적 관찰한 결과, 항콜린제를 복용한 사람은 복용하지 않은 사람에 비해 치매 발생 위험이 높게 나타났다. 3년 이상 복용한 경우는 49% 더 높게 나타났으며 특히 정신 질환과 배뇨 장애를 치료하기 위하여 항콜린제를 복용한 사람들은 무려 70%나 더 높게 나타났다.

* 텔레비전(TV) 장시간 시청

중국 톈진 의과대학 연구진이 영국 바이오뱅크 프로젝트에 등록된 37세에서 73세 사이 성인 4만여 명을 13년간 관찰한 결과 하루에 5시간 이상 TV를 시청하면 뇌의 회백질과 기억 중추 신경이 축소하기 때문에 치매 발병 위험이 44%까지 올라가며 뇌졸중 위험도 12% 높아진다는 사실을 발견했다. 미국 과학자 단체인 NAS에서도 TV 시청 시간에 따른 치매 발병률 차이를 알아보기 위해 12년간의 추적 관찰한 결과 하루 4시간 이상 TV를 보는 사람은 그렇지 않은 사람에 비해 치매 발병률이 24%가량 높은 것으로 나타났다.

학계에서는 유년기에 동영상을 너무 많이 보면 신경망이 제대로 성장하지 못하거나 비정상적으로 자라기 때문에 노화기에 뇌의 퇴행 속도가 빨라질 수 있다고 경고하고 있다. 미국 질병통제예방센터(CDC)는 아주 어려서부터 TV를 보고 자란 어린이·청소년들이 고령층에 접어드는 2060~2100년 사이에 치매 발병은 현재의 두 배 수준으로 늘어날 것으로 보고 있다.

* **미세 먼지 과다 흡입**

미세 먼지도 뇌의 기능을 떨어뜨린다. 지난달 미국 하버드대 연구진은 "연간 초미세 먼지 노출량이 1㎥당 2μg씩 증가할 때마다 치매 위험이 17% 높아진다."고 발표했다. 과학자들은 몸 안에 침투한 미세 먼지가 만성 염증을 일으키거나, 치매 원인 물질인 베타 아밀로이드 단백질이 쌓이는 속도를 높이는 것으로 추정하고 있다.

3) 치매의 치료

* 나쁜 생활 습관을 고치자

　영국 엑시터(Exeter)대 의대의 '데이비드 르웰린(David Llewellyn)' 박사 연구팀은 영국 정부의 유전자은행에서 60세 이상 백인 19만 6,383명의 유전자 데이터를 수집한 후 치매 판정을 받은 1,769명을 치매 유전자 위험도를 기준으로 고위험군과 중위험군, 저위험군 3단계로 나누고 이들을 다시 흡연·운동·음주·식생활 네 가지 생활 습관을 기준으로 상, 중, 하 3단계로 구분한 후 8년의 동안 추적 조사한 결과 치매 유전자가 고위험군이라도 건강 생활 습관이 상급이면 1,000명당 11명이 치매에 걸렸으나 하급 건강 생활 습관을 가진 사람은 그보다 63%가 많은 18명이 치매 판정을 받았다. 이번 연구에 대해 미국 국립보건원(NIH) 산하 노화연구소의 존 하가 박사는 "60세 이상의 노인들도 건강한 생활 습관을 실천한 사람은 치매 발병 위험을 낮출 수 있었다."며, "건강한 생활로 치매를 막기에 너무 늦은 때는 없다는 의미"라고 평가했다.

　미국 국립 보건원은 "건강한 식단, 금연, 적당한 수준의 음주, 운동, 적극적인 두뇌 활동 등을 실천하면 치매 발병 위험을 60%까지 낮출 수 있다."고 했다.

* 햇빛을 많이 쪼이자

　영국 케임브리지대학 연구팀이 65세 이상의 남녀 1,700명을 조사한 결과, 비타민 D 레벨이 낮을 경우 뇌의 인지 기능이 떨어진다는 사실을 발견했다. 그리고 간단한 해결책도 제공했다. 바로 햇볕을 쬐는 것이다. 피부가 자외선을 받아 만들어 주는 비타민 D가 기억력과 인지 기능을 담당하는 해마의 신경 세포 성장을 활성화시켜 뇌 기능 향상과 치매 치료에 큰 도움을 주기 때문이다. 자외선 차단제를 바르지 않고 가능한 한 피부를 많이 노출시키고 30분 정도 햇빛을 쪼이면 하루에 필요한 비타민 D를 만들 수 있다.

자외선 차단제를 바르지 않고 햇빛을 쪼이면 피부암에 걸릴 것을 우려하는 사람이 많지만 쓸데없는 걱정이다. 하루 종일 햇빛이 쨍쨍 내려 쪼이는 나무 그늘 하나 없는 논, 밭에서 일을 하는 농부들 중에 피부암에 걸렸다는 사람을 본 적이 있는가? 피부암은 일 년 내내 해가 쨍쨍 내려 쪼이는 적도 지방 사람들은 잘 안 걸리고 오히려 해가 잘 들지 않아 자외선이 부족한 북유럽 사람들이 많이 걸리며, 피부암이 발생하더라도 햇빛에 많이 노출되는 얼굴이나 팔에 생기지 않고 해를 거의 보지 못하는 겨드랑이나 사타구니에 생긴다. 그럼에도 불구하고 피부 관련 학회와 의사들은 자외선 차단제를 바를 것을 권고하는데, 이는 자외선 차단제 생산업체들과 연구비와 기부금이라는 부패 사슬로 서로 긴밀하게 연결되어 있기 때문이 아닌가 하는 의심을 지울 수 없다. 자외선이 피부에 나쁜 영향을 주고 얼굴이 검게 만든다고 염려하는 사람들은 자외선 차단제를 바르는 대신 모자나 양산을 쓰는 것이 좋다.

우리나라 통계를 보면 치매 환자는 여자가 남자보다 2배가 많은데 그 원인은 여자들은 남자들보다 야외 활동이 적어 햇빛을 적게 받고 그나마도 자외선 차단제, 양산, 선글라스 등으로 햇빛을 차단했기 때문이 아닌가 생각된다.

치매 예방에 도움을 주는 비타민 D는 반드시 햇빛을 받아 직접 만들어야 한다. 제약회사에서 만들어 파는 비타민 D 영양제는 우리 몸이 햇빛을 받아 만드는 비타민 D와 분자 구조만 똑같이 흉내 내서 만든 가짜 짝퉁이므로 치매를 예방하는 데 전혀 도움이 되지 않을 뿐만 아니라 오히려 간에 독성으로 작용할 수 있기 때문에 반드시 햇빛을 통하여 만들어야 한다.

* 물과 소금을 충분히 섭취하자

뇌의 무게는 1.4kg 정도로 전체 체중에 비해 작은 비중을 차지하지만, 약 20%의 체액을 사용하고 있다. 그리고 뇌는 아주 약간의 수분 소실에도 극도로 민감한 기관이다. 뇌의 85%는 언제나 염분기가 있는 뇌척수액(cerebrospinal fluid) 속에 잠겨 있어야 하기 때문에 체액이 1%만 부족해져도 두뇌 활용 능력이 저하될 뿐만 아니라 뇌 조직에도 치명적인 손상을 입혀 건망증과 치매를 일으킬 수 있다.

최근 이러한 증상이 젊은 층에서도 많이 나타나고 있는데 이는 지속적인 염분 섭취의 감소, 카페인 음료나 알코올의 섭취 증가로 인한 탈수 현상 때문이라고 추정된다.

뇌세포는 다른 세포와 달리 일단 죽으면 재생이 되지 않기 때문에 뇌세포가 자기 수명까지 건강하게 살 수 있도록 염분과 수분을 충분히 공급해 주어야 한다. 실제로 소금물을 마시기 시작한 사람들이 느끼는 변화 중 하나는 '기억력의 향상'이다. 따라서 공부를 잘하고자 하는 학생들과 건망증이 심하여 치매를 걱정하는 사람들은 소금과 물을 충분히 섭취하여야 한다.

* **카레를 많이 먹자**

카레의 주성분인 커큐민은 뇌세포를 파괴하는 단백질인 '베타 아밀로이드'를 분해할 뿐만 아니라 세포의 산화를 방지하고 염증을 감소시켜 치매를 예방하거나 진행을 지연시킨다. 인도는 알츠하이머성 치매 발생률이 세계에서 가장 낮은 국가인데 이는 인도 사람들이 카레를 즐겨 먹기 때문이라고 보고 있다. 그러나 식품업체에서 만들어 파는 카레는 방부제, 인공 향, 인공 색소 등 여러 종류의 유해화학물질을 첨가하기 때문에 집에서 만들어 먹는 것이 좋다. 강황 가루에 양파, 감자, 파. 피망, 당근, 무, 계피, 닭고기나 소고기 등을 넣고 끓이면 훌륭한 카레 요리가 된다. 카레 요리에는 검은 후춧가루를 뿌려서 함께 먹으면 커큐민을 비롯한 생리활성 분자의 생체이용률이 20배 이상 증가한다. 그러나 후추는 열을 가하면 '아크릴아마이드(acrylamide)'라는 발암물질이 생성될 우려가 있으므로 요리한 후 먹기 전에 뿌려야 한다.

* **건강한 지방을 함유한 견과류와 등 푸른 생선을 먹자**

뇌를 구성하는 물질로는 지방, 단백질, 아미노산, 포도당 등이 있지만 이 중 가장 많은 양을 차지하고 있는 것이 바로 지방이다. 따라서 뇌 건강을 유지하기 위해서는 호두와 같은 견과류, 씨앗, 생선 등 건강한 지방을 충분히 섭취하여야 한다. 미국 메릴랜드 대학도 이 같은 음식은 퇴행성 뇌 질환을 예방하는 데 도움이 된다는 연구 결과를 발표했다.

특히 생선에 풍부한 오메가-3 지방산은 알츠하이머병의 진행을 늦춰 주므로 고등어, 꽁치, 연어, 송어, 정어리 같은 등 푸른 생선을 자주 먹는 것이 좋다. 그러나 생선에서 오메가-3 지방산이 많이 들어있다 하여 오메가-3만을 추출하여 만든 캡슐은 아무런 효과가 없으며 오히려 간 경변을 유발할 수 있으므로 반드시 생선을 먹어야 한다.

* 단백질을 많이 섭취하면 인지 기능이 좋아진다

한림대동탄성심병원은 지난 24일 김지욱·금무성·서국희·최영민 정신건강의학과 교수와 김현수 진단검사의학과 교수 등 공동 연구진이 알츠하이머병을 비롯해 치매가 없는 65~90세 성인 196명을 대상으로 단백질 섭취와 인지 기능, 특히 삽화기억 간 관계를 조사한 결과 단백질을 많이 먹으면 노년 기억력이 최대 40%까지 높게 나타났다고 밝혔다.

참가자 중 113명은 인지 기능이 정상이었고, 83명은 경도인지장애가 있었다. 연구진은 노인의 영양 상태를 평가하는 간이영양평가를 이용해 3개월간 이들이 먹는 식단을 분석했다. 이 중 단백질 섭취를 우유와 치즈, 요거트 등 유제품과 콩류, 계란, 육류, 생선, 가금류 섭취량을 바탕으로 낮음, 중간, 높음으로 분류하고 평가한 결과 단백질 섭취량이 적은 그룹의 인지 기능의 평균 67점이었으나 단백질 섭취량이 많은 그룹은 인지 기능 평균 점수가 83점으로 16점 높게 나타났다. 그러나 비기억성 인지 기능(언어 능력, 집행 기능, 시

공간 능력, 주의력)에서는 그룹 간 뚜렷한 차이가 없었다.

김지욱 교수는 "알츠하이머병 고위험군에 속하는 노년층에서 단백질을 많이 섭취하면 인지 기능 향상에 긍정적인 영향을 미칠 수 있다는 임상적으로 중요한 시사점을 제시했다."며 "추가 연구를 통해 이를 보다 명확히 규명할 필요가 있다."고 했다. 그 외에 견과류나 콩류를 섭취해도 인지 기능 저하 위험을 어느 정도 감소시킬 수 있다는 연구 결과도 있다.

* 커피를 하루에 2잔 정도 마시면 치매 발병 위험이 36% 감소한다

미국 위스콘신대학교 밀워키 캠퍼스 연구팀은 65세 이상의 여성 6천 4백여 명을 대상으로 10년의 연구 기간 동안 카페인 섭취량과 인지능력을 매년 측정한 결과, 매일 261mg의 카페인을 섭취한 사람들은 치매 발병 위험이 36% 감소한 것으로 나타났다. 카페인 261mg은 커피 전문점에서 파는 작은 잔의 커피 2잔에 해당한다. 하지만 연구팀은 하루 2잔의 커피가 어떤 메커니즘으로 치매를 예방하는 데 도움이 되는지는 명확히 밝혀내지 못했지만 "카페인은 식품을 통해 쉽게 섭취할 수 있는 것이어서 이번 연구 결과가 더욱 고무적"이라고 말했다. 그러나 커피를 섭취할 경우 불면증, 불안감, 메스꺼움 등이 발생하는 사람들은 주의해야 한다.

* 베리(berry)류는 치매 위험을 줄일 수 있다

미국 신시내티대 의대 연구팀에 따르면 이전의 연구에서 블루베리와 블랙베리가 인지 기능 저하 속도를 늦춰 이와 관련된 치매

위험을 낮추는 것으로 나타났는데, 이번 연구에서는 스트로베리(strawberry, 딸기)도 이런 효과가 있는 것으로 나타났다. 연구팀은 가벼운 인지 장애를 호소하는 50~65세 사이의 과체중 남녀 30명(남성 5명, 여성 25명)을 대상으로 연구를 진행했다. 연구팀은 대상자를 두 그룹으로 나눠 12주 동안 한 그룹에게는 아침 식사를 할 때 딸기 가루 한 봉지(딸기 한 컵과 같은 양)를 물에 타서 마시게 하고 다른 그룹에게는 건강에 해롭지 않은 가짜 분말을 마시게 한 후 기억력과 대상자들의 기분, 우울 증상의 정도 및 신진대사 수준을 추적 분석했다. 연구 결과 딸기 가루를 섭취한 사람들은 기억력 테스트에서 더 나은 성적을 거뒀고 우울 증상도 더 적은 것으로 나타났다.

연구팀의 로버트 크리코리안 박사는 "베리류에는 안토시아닌 등 항산화 성분과 각종 영양소가 풍부해 인지 기능 개선에 도움이 된다."고 밝혔다.

* 적당한 운동은 치매 위험을 50% 줄여 준다

미국 캘리포니아대학 로스앤젤레스 캠퍼스(UCLA) 알츠하이머병 및 치매 케어 프로그램 연구팀에 따르면 운동을 아주 조금 하거나 전혀 하지 않는 나이 든 사람들은 운동을 적당하게 혹은 많이 하는 사람에 비해 치매에 걸릴 위험이 50%나 높은 것으로 나타났다. 특히 75세 이상의 노인에게서 운동의 치매 예방 효과가 가장 컸다. 탄 박사는 "이는 나이가 많이 들어서 운동을 해도 치매 예방 효과를 얻을 수 있다는 것을 보여 준다."고 말했다. 나이가 들어 가면서 뇌는 점점 수축하지만 연구 참가자들의 뇌를 스캔한 결과, 정기적으로 운동을 하는 사람들은 앉아 있기를 좋아하는 사람들에 비해 뇌 용적이 더 큰 것으로 밝혀졌다. 연구팀의 잘디 탄 박사는 "이번 연구 결과 꼭 고강도의 운동이 아닌 적당한 수준의 운동만으로도 치매를 예방하는 데 도움이 되는 것으로 밝혀졌다."고 말했다. 이번 연구 결과는 '노인학 의학저널(Journals of Gerontology: Medical Sciences)'에 실렸다.

미국 댈러스에 소재한 쿠퍼 연구소가 중년 남녀 2만 명을 24년에 걸쳐 관찰 분석한 결과에 따르면 50세 때 가장 운동을 활발히 한 20%에 속하는 사람들은 가장 운동량이 적은 20%에 속하는 사람들보다 65세 때 치매에 걸리는 확률이 36% 더 낮은 것으로 나타났다. 이 연구를 수행한 로라드피나 박사는 운동을 하면 뇌 속으로 유입되는 피의 흐름이 더 좋은 것으로 나타났다고 설명했다. 이 같은 연구 결과는 평소에 몸을 많이 움직일수록 치매에 걸릴 위험이 낮다는 기존의 연구 결과와도 일치한다.

인지신경과학 권위자인 일리노이대학 벡크먼 연구소 아서 크라머(Arthur F. Kramer) 교수는 "정기적인 유산소 운동은 노화에 따른 뇌 기능 저하를 예방할 뿐만 아니라 개선도 가능하며 그 효과는 뇌 질환의 징후가 없는 사람뿐만 아니라 알츠하이머 환자에게도 효과적임을 보여 주고 있다."는 연구 결과를 '영국스포츠 의약저널(British Journal of Sports Medicine)'에 발표했다. 크라머 교수는 과거 발표된 일부 연구를 인용하면서 "유산소 운동을 6개월 정도만 하더라도 노화로 인하여 저하된 뇌 기능을 상당 부분 회복할 수 있다. 아직 많은 의문점이 완전히 해명되지는 않았지만 유산소 운동을 꾸준히 하면 인지 기능과 뇌 기능이 향상되고 고령자에 자주 나타나는 신경 쇠퇴 역시 역행시킬 가능성이 높다."고 결론을 내렸다.

다른 선행 연구에서도 정기적으로 운동하는 사람은 운동을 하지 않는 사람에 비하여 인지 능력을 담당하는 뇌의 회백질의 열화(劣化)가 적은 것으로 나타났다.

미국 보스톤의대 니콜스 파르타노 교수 연구팀이 31세와 49세 사이 1,600명을 건강검진을 한 후 20년 뒤 다시 건강검진을 한 결과 운동을 하지 않은 사람들의 뇌는 규칙적인 운동을 한 사람들의 뇌보다 작은 사이즈를 보였다는 연구 결과를 신경학의학 저널에 밝혔다. 연구를 주도한 니콜스 파르타노 박사는 "운동이 혈액 순환을 촉진해 뇌 질병의 발생 확률을 감소시켜 주기 때문"이라고 설명했다. 연구자들은 특히 소파에 앉아서 텔레비전만 보거나, 집에서 잘 움직이지 않는 좌식 생활을 하면 노화가 가속화되어 뇌가 줄어드는 속도가 빨라져 치매 위험이 높아질 것이라고 경고했다.

서울아산병원 신경과 이재홍 교수는 "운동을 하면 뇌 혈류 흐름이 좋아지기 때문에 뇌 신경세포인 뉴런(neuron)의 성장과 기능 향상에 도움을 주고, 뇌 신경을 보호하는 데 좋은 작용을 하는 '신경성장인자(BDNF)'가 많이 분비되기 때문에 운동은 식단이나 지적 활동 등 치매 예방에 효과가 있다고 알려진 방법 중 가장 의학적인 근거가 높고 효과가 확인된 방법"이라며 "하루에 30분에서 1시간 정도 빠른 속도로 걷는 운동을 할 경우 치매 발생률을 줄일 수 있다는 것은 의학적으로 이미 입증된 결과"라고 말했다.

미국 연구팀이 맨해튼 북부 지역에 사는 65세 이상의 노인 876명을 대상으로 기억력과 사고력 등에 대한 테스트를 한 후 7년이 지난 후 다시 테스트한 결과 운동을 전혀 하지 않거나 조금 하는 사람은 적절하게 운동을 하는 사람에 비해 뇌 나이 5년 이상에 해당하는 뇌 기능 쇠퇴가 있는 것으로 나타났다. 이번 연구를 주도한 마이애미 대학교 클린턴 라이트 박사는 "65세 이상의 나이 든 사람들도 꾸준히 운동을 하면 인지 능력을 더 오랫동안 보존할 수 있다는 것이 밝혀졌다."고 말했다. 이번 연구 결과는 '신경학저널(Neurology)'에 실렸다.

세계 최고 권위를 자랑하는 미국의 비영리 의료기관 '메이요 클리닉'의 에릭 아코 박사는 '운동과 인지 기능'이란 주제로 한 1,600편의 논문을 검토한 결과 운동, 특히 유산소 운동이 치매와 가벼운 인지 장애를 예방하고 치매가 시작된 경우에도 그 진행을 늦춘다는 결론에 이르렀다. "헬스장에서 운동하거나 달리기뿐만 아니라 걷기, 낙엽 쓸기, 눈 치우기, 집 안 청소 등 심장 박동수를 늘리고 산소요구량을 늘리는 모든 활동이 유산소 운동 범위에 들어간다."고 발표했다.

미국 캘리포니아대학(UCLA) 알츠하이머병 및 치매 케어 프로그램 연구팀도 "꼭 고강도의 운동이 아닌 적당한 수준의 운동만으로도 뇌로 가는 혈류의 흐름을 좋게 해 주기 때문에 치매를 예방하는 데 도움이 된다. 특히 75세 이상의 노인에게서 운동의 치매 예방 효과가 가장 컸다."는 연구 결과를 발표했다. 연구 참가자들의 뇌 스캔 결과, 나이가 들어가면서 뇌는 점점 수축하지만 정기적으로 운동을 하는 사람들은 앉아 있기를 좋아하는 사람들에 비해 뇌 용적이 더 큰 것으로 나타났다.

미국 내과학회보(Annals of Internal Medicine)도 특별한 운동뿐만 아니라 요리, 설거지, 청소, 카드게임 등 몸을 많이 움직이는 활동만으로도 치매를 막는 데 도움이 되는 것으로 나타났다는 미국 러시대학 메디컬센터의 연구 결과를 게재했다.

미국 컬럼비아대 연구진은 알츠하이머 치매 환자가 운동을 하면 뇌에서 특정 호르몬이 분비되면서 인지 기능을 호전시킨다는 사실을 확인했다고 발표했다. 쥐에게 매일 수영을 시켰더니 알츠하이머 치매를 유발하는 '베타 아밀로이드(Beta amyloid)' 단백질을 뇌에 주입해도 기억 손상이 일어나지 않았다는 것이다.

* 당분 섭취를 줄이자

당류를 많이 먹으면 뇌의 구조와 기능에 부정적인 영향을 미치고 심할 경우 치매를 유발할 수 있다는 연구 결과가 나왔다. 독일 베를린 샤리테대학 의학 센터 연구팀은 당류와 뇌의 관계를 조사하기 위해, 당뇨병을 앓고 있지 않은 건강한 노인 141명의 단·장기간의 포도당 수치를 분석하고, 기억력 테스트 및 해마 구조를 측정했다. 그 결과 혈당수치가 높은 사람일수록 기억력이 좋지 않을 뿐만 아니라 해마의 크기도 작고, 제 기능을 하지 못하는 것으로 밝혀졌다. 연구를 진행한 샤리테대학의 신경학자인 아그네스 프로엘 박사는 "이번 연구는 포도당이 해마의 위축에 직접적인 영향이 있다는 것을 보여 준다."며 "당뇨병 등의 질환이 없어도 당분의 과다 섭취는 뇌와 기억 기능에 부정적인 영향을 미친다."고 말했다.

일부 의학자는 인슐린이 뇌 기능과 직접적으로 연관이 있다는 점에 주목하여 알츠하이머병을 제3형 당뇨병으로 분류하기도 한다. 당분을 과도하게 섭취하여 뇌세포에 인슐린 저항성이 생기면 '아밀로이드 반(amyloid 斑)'이 형성되어 알츠하이머병을 일으킬 수 있으므로 혈당지수가 낮은 음식을 먹는 습관을 길러야 한다고 강조한다.

* 뇌 영양제 효과 없다

두뇌 건강을 위한 국제회의(GCBH)는 "많은 사람들이 치매를 예방하기 위하여 영양제를 복용하고 있지만 그 효과를 뒷받침하는 연구는 거의 없으므로 치매 예방을 목적으로 속칭 뇌 영양제를 복용할 필요가 없다."는 연구 보고서를 발표했다. 이재홍 서울아산병원 신경과 교수는 "특정 성분의 영양소를 계속 섭취한다고 치매 예방이 된다는 것은 근거가 약한 얘기"라며 "그보다 전체적인 식습관이 중요하다."고 말했다. 이 교수는 "지중해식 식단으로 식사를 하면 치매 발생을 많이 줄인다는 건 통용될 수 있는 얘기"라며 "지중해식 식단에는 해산물, 올리브오일, 채소 등 좋은 성분의 음식들이 골고루 들어간다."고 설명했다. 이어 "이런 성분들이 총체적으로 어우러져야 치매 발생 위험을 낮추는 것"이라고 덧붙였다.

한국소비자원에서는 2018년 7월 18일 Now Foods에서 수입한 영양제 비타민 A(Vitamin A 25,000 IU from Fish Liver Oil)의 판매를 금지시켰다. 왜 그랬을까? 영국에서 비타민 A 함유 수준 최대 권고량(5,000IU)을 5배나 초과하여 장기 복용 시 간과 뼈에 독성을 초래할 수 있다는 사유로 판매 금지하고 회수 조치하였기 때문이다. 비타민은 IU라는 단위로 표시하는데 최대 권고량 5,000IU를 그램으로 환산하면 불과 0.003g이다. 비타민 A는 음식으로 섭취하면 별문제가 없지만 영양제로 먹을 때는 0.001g만 초과해도 간과 신장에 독성을 일으키는 독성물질로 둔갑한다. 대부분의 사람들은 몸속에 영양소가 많으면 많을수록 좋은 줄 알고 매일 여러 종류의 영양제를 복용하고 있지만 음식이 아닌 영양제는 불과 0.001g, 그야말로 새발의 피보다도 적은 양만 초과되어도 간과 신장을 망가뜨릴 수 있으므로 영양제를 사 먹기 좋아하는 사람들은 몸을 망가뜨리려고 귀한 돈을 낭비하는 것이 아닌지 다시 한번 생각해 볼 필요가 있다.

우리 주변에는 여러 가지 영양제를 사 먹어서 건강하다고 생각하는 사람들이 꽤 많이 있는데 그들은 영양제를 많이 먹어서 건강한 것이 아니라 원래부터 건강한 체질로 태어나 유해화학물질을 처리하는 능력이 뛰어나기 때문에 영양제라고 이름 붙여진 여러 가지 화학물질들을 마구 몸속에 집어넣어도 별 탈이 없는 것이다. 그러나 그들도 나이를 먹어 간과 신장의 유해화학물질 처리 능력이 떨어지게 되면 귀한 돈 주고 사 먹은 영양제가 독성으로 작용해 각종 질병을 일으키는 요인으로 작용하는 것은 시간문제다. 따라서 치매를 예방하고 치매의 진행을 늦추고 싶다면 치매 예방에 아무 도움이 되지 않으며 오히려 간과 심장에 부담을 주어 우리 몸을 서서히 망가뜨리는 유해물질에 지나지 않는 뇌 영양제는 먹지 말아야 한다.

* **머리와 손을 많이 쓰는 취미생활을 하자**

치매를 예방하려면 중년 때부터 머리나 손을 쓰는 취미활동을 활발히 하고 TV 보는 시간을 줄여야 한다는 연구 결과가 나왔다. 미국 미네소타주 메이요 클리닉 연구팀은 치매의 초기 신호인 경미한 인식 장애나 기억력 상실 진단을 받은 노인 197명과 정상 노인 1,124명을 대상으로 취미와 기억력 장애의 관계를 연구한 결과, 하루에 TV를 7시간 이상 본 노인은 그보다 적게 본 노인보다 기억력 장애가 50% 더 많았던 반면에 천을 누벼서 인형 등을 만드는 퀼트, 도자기를 빚는 등 손을 많이 움직이는 취미 활동을 한 노인은 이런 취미가 없었던 노인보다 기억력 장애가 30~50% 덜한 것으로 나타났다.

* 두뇌 게임을 하자

최근 연구에 따르면 두뇌를 활발하게 유지하는 것과 치매를 예방하는 것 사이에 관련성이 있는 것으로 나타났다. 연구팀은 실험 참여자들을 대상으로 오랜 기간에 걸쳐 두뇌 자극 활동을 얼마나 하는지와 알츠하이머병 위험 원인 등에 대해 분석했다. 그 결과, 숫자 퍼즐 게임이나 가로세로 낱말 맞추기, 오목, 장기, 바둑, 컴퓨터 게임 등 두뇌에 자극을 주는 활동을 많이 하면 알츠하이머병 위험이 크게 줄어드는 것으로 밝혀졌다.

* 머리에 자극을 주자

빗을 사용하여 머리 전체를 약간 힘을 주어 긁어 준다. 플라스틱이나 너무 촘촘하게 만든 빗은 정전기가 발생하고 모근 주위를 손상시켜 탈모를 유발할 수 있으므로 물소 뿔로 만든 빗을 사용하는 것이 좋다. '물소 뿔 빗'은 빗살 간격이 넓고 끝이 둥글기 때문에 두

피에 손상을 주지 않는다. 그러나 제품이 변질될 수 있으니 물에 담아 놓지 말아야 하며, 가끔 식용유를 발라 주면 변질되지 않아 오래 사용할 수 있다.

양손의 손가락 끝으로 새가 모이를 쪼듯이 머리 전체와 귀 주변과 얼굴까지 가볍게 톡톡 두드리는 것이다. 특히 뒷골 부위를 골고루 두드려 주면 뇌로 가는 혈류의 흐름이 좋아져 뇌 기능이 향상되어 치매 예방에 큰 도움을 준다. 치매 이외에도 중풍을 예방할 수 있고 중풍이 발생하더라도 빠르게 호전될 수 있으므로 수시로 자주 하는 것이 좋다. 머리를 두드렸을 때 많이 아프면 약간 약하게 두드리되 다른 부위보다 더 많이 두드려야 한다. 두드릴 때 머리에 통증을 느끼던 사람도 꾸준히 계속하면 통증이 서서히 없어지고 몸 상태도 좋아진다.

* **사교적이 되자**

치매 문제를 연구한 많은 전문가들은 사람들은 나이가 들어 감에 따라 사회활동이 줄어들게 되면 만나는 사람도 줄어들어 외로움을 느끼게 되는데 이런 상태가 계속되면 치매에 걸릴 확률이 높아지므로 "가족이나 친구와의 모임, 취미 활동을 같이 하는 동호인 모임 등에 참여해 활발하게 활동하는 것이야말로 치매를 막는 좋은 방법"이라고 말한다.

* **명상을 하자**

알츠하이머병 환자에게 2개월 동안 하루에 12분 정도 명상을 하게 한 결과, 인지능력 테스트에서 훨씬 좋은 성적을 거두었다는 연구 결과가 나왔다. 명상을 하면 뇌로 가는 혈액의 흐름이 좋아져 치매를 예방하고 치매의 진행을 늦출 수 있다는 것이다. 명상은 이 외에도 스트레스를 낮추고 감정과 기분을 조절하는 효능도 있는 것으로 알려져 있다.

7. 불면증

불면증이란 잠을 자려고 하여도 잠을 자지 못하는 모든 증상을 말하는데 잠을 자려고 누워도 잠이 오지 않는 경우와 일단 잠은 들었지만 중간에 잠이 깨서 다시 자지 못하는 경우가 있다.

1) 불면증의 원인

- 뇌신경을 흥분시키는 과도한 스트레스
- 몸에 축적된 약물의 독성이 간과 신장의 기능을 떨어뜨려 신진대사가 원활하게 이루어지지 않는 경우
- 햇빛을 멀리하여 멜라토닌(melatonin) 호르몬이 부족한 경우
- 몸속에 수분이 부족한 경우
- 전자기파에 노출
- 카페인이 많은 커피, 녹차, 홍차, 콜라 등을 마시거나 씀바귀 나물의 섭취
- 실내 온도와 습도가 적절하지 않은 경우
- 침대와 베개가 불편한 경우
- 지나치게 밝은 조명
- 잠자기 직전에 식사하는 경우

2) 불면증의 치료

불면증은 엄청나게 큰 잘못을 저질러 하루아침에 갑자기 발생하는 것이 아니다. 평소에 대수롭지 않게 생각한 사소한 나쁜 생활 습관 때문에 발생한다. 그러므로 불면증을 근본적으로 치료하는 유일한 길은 약이 아니라 나쁜 생활 습관을 바꾸는 데 있다.

* 스트레스를 만들지 말라

불면증을 일으키는 가장 큰 요인이 바로 스트레스다. 적당한 스트레스(정신을 바짝 차리는 정도의 긴장 상태)는 나태해지고 무기력해지는 몸을 활성화한다는 점에서 보면 긍정적인 기능을 한다. 하지만 스트레스가 너무 심하거나 심리적으로 불안정한 상태가 되면 숙면을 취하기 어려워지고 이런 상태가 장기간 지속되면 긴장성 두통, 소화불량, 심장병, 과민성 대장 증후군 등이 발생하게 되고 더 심해지면 우울증이 발생하기도 한다.

스트레스는 다른 사람이 주는 것이 아니라 자기 자신이 만들어 내는 주관적인 심리 상태이므로 매사를 긍정적인 시각으로 바라보는 낙천적인 마음가짐을 갖고, 상대방의 잘못은 못 본 척하든가 씩 웃고 넘어간다면 스트레스에서 해방될 수 있다.

또한, 목표를 낮추면 스트레스를 대폭 줄일 수 있다. 대부분의 스트레스는 자기가 설정한 목표를 이루지 못했을 때 발생한다. 학급에서 5등 이내에 들어가는 것을 목표로 하는 학생이 3~4등을 하면 성취감에서 엔돌핀이 분비되고 행복감을 느끼겠지만 1~2등을 목표로 한 학생이 3~4등을 하면 불만과 자책감에 빠져 스트레스를 받게 된다. 50억 원의 돈을 벌고 싶은 사람이 30억밖에 벌지 못하고 그 수준에서 진전이 없다면 스트레스를 받겠지만 10억 정도의 돈을 벌기를 원하는 사람은 20억 원만 벌어도 크게 만족하기 때문에 엔돌핀이 분비되어 행복감을 느끼게 된다.

　자기 능력으로 달성하기 어려운 무리한 목표를 세우면 요행수가 뒤따르지 않는 한 아무리 노력을 하고 자기 자신을 채찍질하여도 도저히 이룰 수 없게 되기 때문에 결국에는 스트레스 상태에 빠지게 된다. 따라서 스트레스는 과도하게 목표를 설정한 자기 자신이 만든 것이라고 볼 수 있다. 돈 욕심뿐만 아니라 명예욕 등 모든 욕심을 내려놓으면 스트레스 받을 일이 없다.

* 약의 복용을 중지하라

　모든 약은 정교하게 맞물려 돌아가는 우리 몸의 시스템의 특정 부분에 인위적으로 개입하여 교란시키기 때문에 전체적인 조화와 균형을 깨뜨리고 그 독성이 간, 위, 신장과 뇌에 나쁜 영향을 주어 불면증뿐만 아니라 거의 모든 질병을 일으키는 주범이다. 따라서 수면장애를 일으킨 약물을 찾아내고 그 약물의 복용을 중단하면 손상된 간과 신장의 기능이 정상으로 돌아오고 인위적으로 억눌렸던 우리 몸의 시스템이 정상 작동하기 때문에 불면증은 물론 여러 가지 다른 질병들도 소리 소문 없이 사라진다.

*햇빛을 많이 받자

햇빛은 수면 유도 호르몬인 멜라토닌(melatonin)과 행복 호르몬이라고 알려진 세로토닌(serotonin)의 분비를 촉진하여 수면에 도움을 주는 가장 강력한 불면증 치료제라고 할 수 있다. 멜라토닌은 아침이 되면 일어나고, 밤이 되면 잠을 자는 생체리듬 유지에 중요한 역할을 하는 수면 호르몬이고 세로토닌은 멜라토닌의 생산에 매우 직접적인 영향을 미치는 신경 전달 물질이기 때문에 일종의 수면 유도 호르몬이다. 세로토닌은 사람의 기분과 감정에 영향을 주어 행복감을 느끼게 하기 때문에 행복 호르몬이라고도 불리는데 이 물질이 부족하면 우울증과 치매에 걸릴 확률도 매우 높아진다. 따라서 햇빛을 많이 받아 멜라토닌과 세로토닌이 많이 분비되면 불면증뿐만 아니라 우울증과 치매, 편두통까지도 예방할 수 있다. 질병 통계에 의하면 우울증, 치매, 편두통은 여자들이 남자들보다 2배에서 3배까지 많이 걸리는데 이러한 현상은 여자들은 남자들보다 실내에서 활동하는 시간이 많고 야외에 나가더라도 자외선 차단제와 자외선 차단제가 들어간 화장품을 많이 사용하여 햇빛을 충분히 받지 못했기 때문으로 보고 있다.

햇빛은 생명체를 만들고 유지하는 데 없어서는 안 되는 생물학적 필수 요건이기 때문에 지구상의 모든 생명체는 햇빛이 없으면 생명을 유지할 수 없다. 19세기부터 20세기 중반까지만 해도 햇빛에 의한 치유, 즉 햇빛요법은 감염성 질병의 가장 효과적인 치료법이었다.

덴마크 내과의사 닐스 핀센(Niels Finsen)은 자외선을 이용하여

결핵 치료한 공로를 인정받아 1903년 노벨의학상을 받았으며 그의 뒤를 따른 스위스의 오귀스트 롤리에(Auguste Rollier)박사는 자외선 강도가 높은 해발 1,500m가 되는(해발 300m 올라갈 때마다 자외선 강도는 4%씩 증가) 스위스 레이신 지역에 36개 병원에서 1,000개의 병상을 운영했다. 그러나 햇빛만 쪼여 주는 단순한 치료만으로는 많은 돈을 받을 수 없기 때문에 의사들의 입장에서 보면 햇빛요법은 별로 매력적인 사업이 될 수가 없었다. 따라서 햇빛요법은 서서히 천대를 받다가 사람의 기억에서 사라져 버렸다. 그러나 최근 들어 많은 의학자들이 단지 햇빛을 쪼이는 것만으로도 폐암, 피부암, 대장암을 비롯한 17종류의 암과 당뇨, 고혈압. 치매, 통풍, 류머티즘 관절염, 대장염, 동맥경화증, 빈혈, 방광염. 습진, 건선, 좌골 신경통, 신장 질환, 기관지 천식 등에 유효한 치료 효과가 있을 뿐만 아니라 질병과 싸우는 백혈구가 증가해 감염성 질환에도 탁월한 효과가 있다는 사실을 밝혀내고 있다. 햇빛의 건강 효과를 극대화하려면 자외선 차단제, 선글라스, 모자 등으로 무장하여 자외선을 차단하지 말고 가능한 한 피부를 많이 노출시키고 햇빛을 쪼여야 한다. 미국에서 시행한 한 연구에 따르면, 반팔과 반바지 차림에 모자와 선글라스를 쓰지 않고 자외선 차단제를 바르지 않은 상태에서 한여름에 야외에 있을 경우 시애틀에서는 44분 정도 햇볕을 쪼이면 적정량의 비타민 D를 합성할 수 있다고 한다.

* 물과 소금을 충분히 섭취하자

소금과 물 섭취가 줄어들어 체액이 부족하게 되면 몸은 숙면을 이룰 수 없게 된다. 수면에 필수적인 물질인 멜라토닌(melatonin)은 햇빛을 통해 만들어지지만 체내 수분이 부족하게 되면 멜라토닌의 원료가 되는 트립토판(Tryptophan)의 소모가 증가하여 멜라토닌의 생성이 줄어들기 때문에 숙면을 취하기 어려워진다. 특히 노인들이 수면 장애를 겪고 잠이 줄고 새벽에 일찍 깨는 것도 물을 잘 마시지 않아 멜라토닌이 부족하기 때문이다.

잠들기 2~3시간 전에 따뜻한 물 한 컵에 작은 티스푼 1/2 정도의 소금을 넣어 마시면 숙면을 취하는 데 큰 도움이 된다.

* 전자기파를 멀리하자

전자기파는 뇌신경 계통에 나쁜 영향을 주므로 특히 불면증이 있는 사람은 전자기파가 발생하는 전기 담요, 돌침대, 전기 안마기 등을 사용하지 말아야 한다. 불면증이 심한 사람은 어두워진 이후에는 블루라이트를 방출하는 TV 시청 시간을 줄이고 스마트폰 사용도 자제하며 취침 시에는 스마트폰을 침실에 두지 않는 것이 좋다. 전기로 작동하는 모든 기기에서는 전자기파가 나오지만 특히 논쟁이 되는 것은 전자레인지다. 대부분의 학자들은 전자레인지는 사용상 안전에 주의만 하면 별문제가 없다고 말하지만 일부 학자들은 "전자레인지에서 방출하는 마이크로파는 물 분자를 초당 왕복 10억 회 이상 앞뒤로 움직이게 함으로써 음식물의 분자구조를 깨뜨리고 화학적 조성을 재배열하여 새로운 형태의 물질로 바꿔 놓기 때문에 암, 뇌기능 장애 호르몬 분비 이상을 초래할 위험이 많다."고 주장한다. 대체의학 전문가인 안드레아스 모리츠는 그가 쓴 《암은 병이 아니다》라는 저서에서 전자레인지로 조리한 음식을 '핵폐기물'이라고까지 표현했다.

전자레인지를 사용할 때는 반드시 조리할 음식물을 먼저 넣은 후에 전원을 켜고 조리가 완료된 후에는 전원을 먼저 끄고 잠시 기다렸다가 음식물을 꺼내야만 전자파로부터 손을 보호할 수 있다.

* 카페인을 섭취하지 말아야 한다

불면증이 지속되는 기간 동안에는 커피, 홍차, 녹차 등과 같은 카페인이 성분이 많이 들어 있는 음료는 가능한 한 마시지 말아야 한다.

* 침실 온도와 습도를 적절하게 유지하라

침실의 온도가 너무 높거나 또는 실내가 너무 건조하거나 습도가 높아도 숙면을 취하기 어려워지므로 실내 온도는 27~28도 정도, 실내 습도는 40~60%를 유지하여 실내 환경을 쾌적하게 유지·관리해야 한다.

* 몸에 맞는 베개를 사용하자

베개는 목의 들어간 부분만 받쳐 주어야 하는데 베개의 폭이 넓어 뒤통수 부분을 높이면 머리가 앞으로 숙여져 기도를 압박하게 된다. 그런 자세가 되면 산소 흡입이 원활하지 못하여 뇌로 올라가는 산소의 양이 줄어들기 때문에 숙면을 취하기 어렵다. 또한 메모리폼이나 스펀지 등 화학물질로 만든 베개는 뇌의 온도를 높여 각성 상태로 만들기 때문에 베개 속은 반드시 찬 성질을 가진 메밀 껍질을 사용해 하루 종일 신경 쓰고 사느라 피로해진 뇌의 열을 식혀 주어야 한다.

* 해가 지면 가급적 어둡게 지내야 한다

인간은 낮엔 밝고, 밤엔 어두운 환경에서 살도록 진화되어 왔기 때문에 해가 뜨는 낮에는 활발하게 활동하고 어두워지는 저녁에는 휴식을 취하고 잠을 자는 생체리듬 내지는 생체시계를 가지고 있다. 그러나 어느 순간부터 갑자기 어둡게 지내야 할 저녁 시간에 너무 밝은 인공 불빛에 노출되자 밤과 낮의 구분이 모호해져 생체리듬이 교란되고, 이로 인하여 내분비 계통과 호르몬 분비에 변화가 일어나고 뇌신경 전달물질에도 영향을 미치기 때문에 수면장애가 발생하는 것이다. 우리나라 사람들은 밤에도 대낮처럼 밝게 조명을 켜고 생활하지만 대부분의 유럽 사람들 거실에는 거실 등 같은 것이 아예 없고 필요한 곳에만 부분 조명을 한다. 그들에게 전기요금을 아끼려는 목적이 없는 것은 아니겠지만 너무 밝은 조명은 우리 몸의 생체리듬을 깨뜨려 숙면을 방해하고 건강에 나쁜 영향을 준다는 사실을 잘 알고 있기 때문이다. 따라서 특히 불면증이 있는 사람은 유럽 사람들처럼 저녁 이후에는 조명을 가급적 어둡게 하고 책이나 신문을 볼 때는 부분 조명을 사용하는 것이 좋다.

* 잠자기 5시간 전에는 금식한다

우리가 음식물을 섭취하면 위, 간, 소장, 대장 등의 소화기관은 이들을 소화하고 흡수하기 위하여 5시간 정도 부지런히 활동한다. 이들 소화기관이 활발하게 활동하는 동안에는 잠들기가 어렵고 잠이 들어도 깊은 잠을 잘 수 없기 때문에 잠자리에 들기 5시간 전부터는 음식은 물론 물을 제외한 모든 음료수도 먹지 말아야 한다. 특히 위장 기능이 약한 사람은 저녁 식사는 가능한 한 6시 30분 이전에 하되 소식을 하는 것이 좋다.

* **복식호흡을 하여 몸과 마음을 이완시키자**

교감신경은 과도하게 항진되고 부교감신경계가 원활하게 작동하지 않는 자율신경실조증이 원인이 되어 수면장애를 일으키는 사람은 저녁 식사 후 한두 시간 정도 지난 후에 복식호흡을 하면 숙면을 취할 수 있다. 복식호흡은 온몸, 특히 양팔과 양다리의 힘을 빼서 축 늘어뜨린 편안한 자세를 취하고 눈은 반쯤 감고 숨을 배꼽 아래까지 깊이 들이마시고 내쉰다. 숨을 들이마시고 내쉬는 시간은 각각 5초 정도, 한 타임이 10초 정도로 하되 모든 잡념을 떨쳐 버리고 가급적 서서히 부드럽게 하여야 한다. 5초가 힘든 사람은 처음에는 4초부터 시작한다.

* **몸에 딱 붙는 옷은 피하자**

몸에 딱 붙는 옷은 피부가 숨을 쉬는 데(우리 몸에 필요한 산소의 7% 정도는 피부 호흡을 통해서 받아들이고 있음) 방해가 되므로 헐렁한 옷을 입어 기혈 순환을 순조롭게 하여야 한다.

* 불면증에 좋은 음식

- 대추: 수면 유도 호르몬인 세로토닌(serotonin) 생성을 촉진하고 신경을 편안하게 하여 잠을 잘 수 있도록 돕는다.
- 생양파: 저녁 식사 때 익히지 않은 생양파를 먹는다. 양파의 매운맛을 내는 유화알린이 신경을 안정시켜 주고 소화에도 도움을 준다.
- 호두: 호두에는 수면을 유도하는 호르몬인 멜라토닌이 풍부하여 불면증을 완화시켜 주고, 근육을 이완시켜 숙면에 도움을 주는 레시틴(Lecithin)도 포함되어 있다. 청나라 서태후가 '호두죽'으로 네덜란드 공사의 불면증을 고쳐 주었다는 일화도 있다.
- 호박씨: 호박씨에는 멜라토닌과 세라토닌 성분이 다량으로 함유되어 있어서 마음을 안정시켜 주어 숙면을 취할 수 있도록 도와준다.
- 좁쌀: 좁쌀은 마음을 편안하게 하는 작용이 있어서 불면증, 신경쇠약, 우울증을 치료하는 데에도 좋다. 불면증이 있는 사람들이 저녁에 좁쌀죽을 먹으면 숙면을 취할 수 있다. 좁쌀에 많이 들어 있는 트립토판(Tryptophan)은 수면을 촉진하는 호르몬인 세로토닌을 잘 나오게 하는 효능이 있다. 이 외에 상추, 키위, 바나나, 체리, 아보카도 등도 불면증을 치료하는 데 큰 효능을 발휘하는 식품으로 알려져 있다.

8. 스트레스

적당한 스트레스는 나태해지고 무기력해지는 몸에 활력을 불어넣는다는 점에서 긍정적인 기능을 하지만 심리적·육체적으로 무리한 스트레스가 오래 지속되면 불면증, 긴장성 두통, 심장병, 위궤양, 과민성 대장 증후군, 우울증뿐만 아니라 각종 위암과 대장암 등 거의 모든 질병을 일으키는 가장 강력한 원인으로 작용한다.

스트레스는 자신의 능력과 형편으로는 이루기 어려운 목표를 설정하고 이를 달성하기 위하여 지나치게 집착하거나 자기보다 뒤떨어진 사람은 쳐다보지도 않고 자기보다 능력이 앞서거나 재산이 많은 사람들과 비교하고 자책한다면 스트레스를 많이 받게 된다.

독일 연구팀이 6살 아동 234명을 대상으로 조사한 결과, 낯선 지역으로 이사하거나 부모와 떨어져 사는 등의 스트레스를 받은 아이들은 천식이나 알레르기성 피부염 발병률이 크게 증가한 것으로 나타났다. 미국 오하이오 주립대 연구팀이 계절성 알레르기 질환이 있는 성인 남녀를 대상으로 연구한 결과, 알레르기 증상이 시작됐을 때 심한 스트레스나 불안을 겪고 있던 사람은 증상이 75% 정도 심하게 나타나고 오래 지속됐다.

지진 등 자연재해 스트레스도 혈중 스트레스 호르몬인 코티솔의 분비를 증가시켜 알레르기 질환에 영향을 준다. 1995년 일본 한신대지진 발생 후 1,457명의 아토피 환자를 조사한 결과, 가장 심각한 피해를 입은 지역의 아토피 환자는 증상이 38% 악화되었다.

임신부가 받는 스트레스도 아이가 태어난 뒤 알레르기에 영향을 준다. 미국 하버드대 의대 연구팀이 557가정을 대상으로 임신 중 스트레스를 많이 받은 산모와 받지 않은 산모에게서 태어난 아이들의 면역 기능을 조사한 결과, 스트레스를 받은 여성이 낳은 아기는 면역 기능이 적절하게 이뤄지지 않아 천식 등 알레르기 질환이 심하게 나타났다. 막연하게 좋지 않을 것이라고 생각돼 왔던 산모의 '정신적 스트레스'가 태아에 나쁜 영향을 미친다는 것이 사실로 입증됐다.

김영주 이대목동병원 산부인과 교수팀은 최근 대한심신 산부인과 학회에서 임신 중 정신적인 스트레스 정도에 따라 조산아의 분만, 저체중아의 분만, 태반 조기 박리 및 임신성 고혈압 등 임산부의 분만 결과에 나쁜 영향을 준다고 발표했다.

김영주 교수 연구팀은 2002년부터 2008년까지 이대목동병원 산부인과에서 분만한 임산부 8,965명을 대상으로 설문을 통해 임신 중기(24~28주)에 있는 임산부의 스트레스 정도와 분만 결과를 조사했다. 이번 연구에 활용한 스트레스 설문지는 자녀와 가족, 이웃과의 관계, 금전적인 문제, 질병 문제 등 일상생활과 관련된 41개 문항으로 구성되어 있다. 스트레스 지수는 낮은 스트레스 지수(0~9), 중간 스트레스 지수(10~14), 높은 스트레스 지수(15~41)로 나눠 검사했다.

연구 결과, 임신부 8,965명 중 조산아분만은 800명으로 높은 스트레스 지수군과 중간 스트레스 지수군에서 낮은 스트레스 지수군보다 증가했고, 저체중아 분만은 410명으로 높은 스트레스 지수군에서 증가했다. 태반 조기 박리도 높은 스트레스 지수군에서 증가했으며 또한 임신성 고혈압은 395건으로 높은 스트레스 지수군과 중간 스트레스 지수군에서 증가했다. 김영주 교수는 "임산부에게 정신적인 스트레스는 좋지 않은 임신 결과를 일으킬 수 있기 때문에 임신 중 스트레스 관리가 매우 중요하다."고 말했다.

1) 스트레스는 왜 발생하는가?

복잡하게 서로 얽혀 돌아가는 현대사회에서 스트레스를 유발하는 요인을 막거나 피할 수는 없다. 똑같은 상황이 발생하더라도 장래를 비관적으로 보는 사람은 사태를 나쁜 방향으로 확대 해석하고 심각하게 고민을 하지만 매사를 긍정적으로 보는 낙천적인 인생관을 가진 사람은 자기가 극복하여야 할 과제로 받아들이고 할 수 있는 데까지 최선을 다하되 비록 결과가 만족스럽지 않더라도 자기에게 주어진 운명으로 겸허히 받아들이고 거기에 순응하면서 살아간다. 추우면 옷을 더 입고 더우면 옷을 벗듯이 주어진 현실을 운명으로 받아들이고 순응하며 살아가는 자연주의적이며 낙천적인 마인드를 가진다면 스트레스를 감소시킬 수 있고 쉽게 극복할 수 있으며 마음먹기에 따라서는 전화위복의 계기가 될 수도 있다.

따라서 스트레스를 받을 만한 일이 발생했다 하더라도 스트레스를 받아 몸과 마음에 상처를 받느냐 별문제를 일으키지 않고 쉽게 넘어가느냐 하는 것은 전적으로 마음먹기에 달렸다.

어떤 사람은 남이 보기에 그리 대단한 일이 아님에도 즐거워하고 감사하며 행복감을 느끼고 감사하는 마음으로 살아가는 반면 어떤 사람은 다복한 가정에서 물질적으로 풍요를 누리면서 부족한 것 없이 살면서도 자기보다 더 풍족하고 더 잘사는 사람들을 부러워하면서 모든 사회 현상을 부정적으로 바라보고 친구들의 좋은 점은 당연한 것으로 생각하고 약점만 확대 해석하여 항상 불만에 가득 차서 짜증스럽게 살아가고 있다. 그런 관점에서 본다면 스트레스의 상당 부분은 다른 사람이 자기에게 준 것이 아니라 자기가 자신이 만든 것이라 할 수 있다.

과거의 안 좋은 기억을 자주 떠올리고 근무 환경이나 주위 사람들에 대해 부정적으로 생각하는 사람일수록 수명이 짧다는 연구 결과도 있다. 따라서 나쁜 기억은 빨리 지워 버리고 즐거웠던 일은 오래오래 기억하는 것이 스트레스를 받지 않고 건강하게 살아갈 수 있는 가장 중요한 길이다. 매사를 부정적으로 바라보고 투덜대는 사람은 자기 마음과 몸을 병들게 할 뿐만 아니라 주위 사람들까지 짜증 나게 한다. 불평하고 투덜댄다고 상황이 개선되거나 자기가 원하는 대로 되지 않고 오히려 스트레스만 더 쌓이게 된다. 도저히 해결될 것 같지 않은 절망적인 상황도 시간이 지나면 더위에 눈 녹듯 스르르 해결되는 경우도 적지 않다. 세월이 약이라는 말도 있지 않은가? 너무 부정적으로 생각하여 자포자기(自暴自棄)하지 말고 최선을 다한다면 의외로 순조롭게 잘 풀리는 경우가 상당히 많다.

2) 스트레스에 대처하는 방법

스트레스가 만성화되면 정서적으로 불안과 갈등을 일으켜 몸의 병을 키우는 만큼 마음을 잘 다스려야 한다. 똑같은 스트레스를 받아도 사람마다 대처법이 다르고 몸의 반응도 달라지기 때문에 각자 자신에게 맞는 방법을 찾는 것이 중요하다.

* 목표를 낮춰야 한다

 자기 능력으로 이루기 힘든 목표를 설정한다면 아무리 불철주야로 노력한다 하더라도 목표를 달성하지 못하고 스트레스만 쌓이게 된다. 자기보다 잘하는 사람들과 비교하면 열등감에 스트레스를 받겠지만 자기보다 못하는 사람들과 비교하면 우월감을 느끼고 긍지를 갖게 된다.

 학급에서 10등 안에 들어가는 것을 목표로 정한 학생은 5등을 하면 결과에 크게 만족하겠지만 1~2등을 목표로 삼은 학생은 4등을 해도 불만과 스트레스가 쌓이게 된다. 따라서 무리한 목표를 정해 놓고 심신을 혹사시키며 스트레스 받지 말고 자기가 열심히 한다면 달성할 수 있는 현실적인 목표를 설정하는 것이 스트레스를 예방하는 가장 좋은 방법 중에 하나다.

* 상대방의 생각과 행동을 긍정적인 시각으로 바라보자

 모든 사회 현상은 시간과 장소 및 주변 환경에 따라 다르게 나타나고 보는 시각에 따라 서로 다르고 보이기 때문에 수학 공식처럼 정답이 있을 수 없다. 그럼에도 불구하고 다른 사람의 견해는 다 무시하고 자기 견해만 옳다고 주장하며 상대방과 끝까지 논쟁을 계속하면 돌아오는 것은 스트레스뿐이다. 상대방의 생각과 행동을 긍정적인 시각으로 바라보고 존중해 준다면 상대방은 즐거워하고 고마운 감정을 표출하게 되므로 자기 자신도 더불어 즐거워지게 된다.

* **스트레스 해소에는 독서가 가장 좋다**

스트레스를 빨리 날려 보내는 가장 좋은 방법은 독서로 나타났다. 영국 서섹스 대학교 인지심경 심리학과 데이비드 루이스 박사 연구팀은 독서, 산책, 음악 감상, 비디오 게임 등 각종 스트레스 해소 방법들이 스트레스를 얼마나 줄여 주는지를 측정한 결과, 불과 6분 정도 책을 읽었는데 스트레스가 68%나 감소했고, 심박수가 낮아지며 근육 긴장이 풀어지는 것으로 나타났다. 음악 감상은 61%, 커피 마시기는 54%, 산책은 42% 스트레스를 줄이는 것으로 나타났다. 비디오 게임은 스트레스를 21% 줄였지만, 심박수는 오히려 높였다. 루이스 박사는 "무슨 책을 읽는지는 중요하지 않으며 작가가 만든 상상의 공간에 푹 빠져, 일상의 걱정 근심으로부터 탈출할 수 있으면 된다."고 말했다. 이런 내용은 '영국 일간 텔레그래프' 등이 보도했다.

* **미소를 지으면 스트레스로 인한 체내 변화를 막을 수 있다**

웃음은 천연 진통제로 불리는 엔돌핀을 샘솟게 하고 면역력을 향상시키며 심장박동수를 높여서 혈액 순환을 돕고 근육을 이완시키는 것으로 알려졌다.

스트레스와 관련된 연구를 한 캔자스 대학교 연구팀은 스트레스를 받을 때는 이빨을 드러내고 씩 웃으라고 조언한다. 즉 단지 얼굴에 미소를 지어 보는 것만으로도 스트레스로 인한 체내 변화를 막을 수 있으며 심장 박동도 낮출 수 있다는 것이다. 연구팀은 미소를 지으면 얼굴의 근육이 활발히 움직이게 되는데 이 움직임이 뇌에 '당신은 행복하다'는 메시지를 보낸다고 설명한다. 170명의 사람들을 스트레스 환경에 고의로 노출시키고 관찰한 결과 억지로라도 미소를 지은 집단이 그렇지 않은 집단보다 스트레스에 덜 민감하게 반응했다. 현대인은 스트레스가 없는 환경에서 살기란 거의 불가능하다. 따라서 스트레스를 받거나 짜증스러운 일이 생기면 억지로라도 씩 웃으면 당장 스트레스가 완화되고 우리 몸의 세포들에게 이로운 효과가 미친다. 마음에 들지 않는 상황이 발생했을 때 짜증스런 표정을 지으면 스트레스는 점점 더 가중되므로 내키지 않더라도 미소를 지으면 스트레스가 해소된다. 짜증 낼 줄 알았는데 오히려 미소를 짓는다면 인품이 있는 사람이라는 좋은 인상의 매력까지 더해 준다. 게다가 미소가 빚어내는 기분 좋은 느낌은 전염성이 강하여 주위 사람들을 편안하게 한다. 슬프고 힘든 일이 생겨도 미소를 지으려고 노력해 보라. 힘든 순간에도 우리를 보호해 주는 미소의 힘을 깨닫게 될 것이다.

* 스트레스는 생각하는 것만으로도 더욱 커진다

과거에 스트레스를 받게 했던 좋지 않은 기억을 떠올리는 것도 스트레스를 유발한다. 미국 오하이오 대학교 연구팀이 이 같은 사실을 밝혀냈다. 연구팀은 "스트레스는 심장 박동이나 혈압, 코르티솔 호르몬의 수치 등 체내의 변화를 가져오는데, 스트레스성 사건이나 그와 관련된 일을 다시 생각하는 것만으로도 체내에 그와 유사한 변화를 가져와 체내 염증 수치가 20% 더 높아진다."고 말했다. 연구팀의 페기 조콜라 교수는 "때때로 스트레스성 사건에 마음을 졸인다고 체내 염증이 발생하는 것은 아니지만 지속적으로 스트레스에 사로잡히게 되면 체내 염증이 생기기 때문에 심혈관 질환 등의 발병률이 크게 높아진다."고 말했다.

* **잠을 충분히 자라**

잠이 부족할 경우 극도의 피로와 함께 집중력과 기억력뿐만 아니라 자제력이 저하되고 스트레스 호르몬이 증가한다. 잠은 인간에게 충전과 휴식을 주는 만큼 6~8시간 정도는 자는 것이 좋다.

* **야외에서 햇볕을 쬐며 걸어라**

햇빛을 받으며 걸으면 머리로 치고 올라간 열기를 아래로 끌어내려 분산시키기 때문에 스트레스를 감소시키는 데 큰 도움이 된다.

* **복식 호흡과 명상을 하라**

마음을 비우고 조용히 앉아서 숨을 깊이 들이마신 뒤 천천히 숨을 내쉰다. 숨을 들이마시고 내쉬는 시간은 각각 4초에서 5초 정도가 적당하다. 약 20분 정도 오직 호흡에만 집중하다 보면 심장박동수와 혈압이 서서히 떨어지면서 차분해지게 된다.

* 음악 감상을 하라

음악을 들으면 근육의 긴장이 완화되고 부교감신경이 활성화돼 스트레스가 해소되고 마음이 편안해진다.

* 술, 담배를 줄이자

술, 담배는 일시적으로 긴장을 풀어 줄 수는 있지만 결국은 스트레스를 증가시킨다.

이 외에도 저녁 늦게, 자기 전에는 골치 아픈 일은 생각하지 말고, 즐거웠던 추억을 되새겨 보고, 자기만의 시간 및 스트레스 해결 방법(음악 감상, 붓글씨 등의 취미 생활, 자원봉사, 종교활동 등)을 개발할 필요가 있다.

9. 부정맥

우리 인간이 생명을 유지하고 살아가려면 우리 몸을 구성하고 있는 60조에 달하는 세포들에게 산소와 영양분을 끊임없이 보내 주어야 하는데 이처럼 중요한 일을 담당하고 있는 조직이 바로 심장이다.

심장이 이런 작용을 원활하게 수행하려면 심장의 자극생성조직에서 1분에 60~100회의 전기 자극을 규칙적으로 심장근육세포에 전달하여야 한다. 그러나 어떤 원인에 의하여 전기 신호의 생성이나 전달에 이상이 생기거나 혹은 비정상적인 전기 신호가 발생할 경우 심장 박동이 비정상적으로 빨라지거나 늦어지거나 혹은 불규칙해지는데 이런 증상을 부정맥이라고 한다.

1) 부정맥의 원인

현대의학은 심장판막 이상, 심부전, 심근경색, 갑상선 질환, 수면무호흡증, 비만과 유전자 변이 등이 부정맥을 유발하는 원인이라고 보고 있다. 그러나 필자는 부정맥을 일으키는 가장 큰 요인은 체내에 염분(소금)과 수분이 부족해 심장이 제 기능을 충분히 발휘하지 못하기 때문이라고 본다. 그 외에 체내에 넘쳐나는 과잉당도 부정맥을 유발하는 원인이 될 수 있다.

* 염분 부족

영국의 생리학자인 시드니 링거(Sydney Ringer) 박사는 1882년 개구리 심장을 꺼내어 하나는 염분농도 0.9%의 증류수에 넣고 다른 하나는 일반 증류수에 넣고 실험을 했다. 그 결과 일반 증류수에 넣은 개구리 심장은 얼마 되지 않아 멎었으나 염분농도 0.9% 증류수에 넣은 개구리 심장은 오래 박동하였으며 그 후 다른 포유류 동물을 상대로 시행한 실험에서도 같은 결과가 나오자 링거 박사는 이 실험 결과를 근거로 소금물은 심장의 수명을 연장시키는 기적의 물이라고 확신하게 된다. 응급환자가 병원에 실려 가면 링거 주사를 놔 주는데 이 링거 주사가 바로 0.9%의 나트륨 농도를 가진 소금물이다. 링거 주사라는 용어는 소금물이 심장 건강에 매우 중요하다는 사실을 밝혀낸 Ringer 박사의 이름에서 유래한 것이다.

몸속에 염분이 부족하면 물을 잘 마시지 않아 수분이 부족하게 되는데 이런 상태가 오래 지속되면 심장 기능이 떨어져 세포들에게 산소와 영양분을 제대로 공급해 주지 못하기 때문에 호흡곤란, 두통, 현기증, 실신 등이 나타날 수도 있으며 순간적으로 심장 기능이 완전히 마비되어 심장마비로 사망할 수도 있다.

심전도 검사에서 아무런 이상이 없던 건강한 사람이 갑자기 심장마비로 사망하는 것은 바로 염분 부족으로 인한 탈수 현상 때문이다. 특히 카페인 음료를 마시면 가슴이 두근거리는 사람들은 탈수를 유발하는 커피와 알코올의 섭취를 줄이고 소금과 물의 섭취를 늘려야 한다.

* **가당(加糖) 음료**

미국 에모리대학교 연구팀은 2018년도 미국심장협회 연례 모임에서 당(糖)과 사망에 관한 상관관계를 분석한 연구 결과를 발표했다. 연구팀은 6년에 걸쳐서 45세 이상의 성인 1만 7,930명에 대하여 음료와 음식의 섭취량과 사망과의 상관관계를 분석한 결과, 가당 음료를 많이 섭취할수록 심근경색이나 심장마비, 심부전 등과 같은 심장 질환 등으로 사망할 확률이 증가한 것으로 나타났다. 특히 하루 680g(탄산음료 2캔 해당) 이상을 마시는 상위 25%는 하루 28g을 마시는 하위 25%에 비해 심장 질환으로 사망할 확률이 2배나 됐다.

연구팀은 가당 음식과 가당 음료는 체내에서 대사(代謝)되는 방법이 다르기 때문이라고 설명했다. 가당 음료는 주성분이 당과 수분이기 때문에 빠르게 체내로 흡수되지만 음식에는 당분뿐만 아니라 단백질과 지방이 함께 들어 있어서 체내에 소화·흡수가 서서히 이루어지기 때문이라고 분석했다.

2) 부정맥의 예방

* **저염식을 중단하라**

알버트 아인슈타인 의과대학의 Michel Alderman(마이클 올더먼) 박사가 25~75세 사이의 207,729명을 설문조사를 한 후 "염분 섭취가 가장 적은 그룹은 뇌졸중이나 심근경색 등이 쉽게 발생하고 빨리 죽었고, 염분 섭취가 가장 많은 그룹이 가장 오래 살고 고혈압, 심근경색도 적었다."는 연구 결과를 발표했다.

캐나다 해밀턴건강과학연구소와 맥마스터대학 공동연구팀은 나트륨 섭취량과 사망의 인과관계를 확인하기 위해 49개국에 사는 13만 명의 사람들을 대상으로 염분 섭취량, 사망 원인, 심장 질환 및 뇌졸중과의 관계, 고혈압 여부 등을 조사했다. 그 결과 평균 소금 섭취량이 하루 3g을 넘지 않는 사람들은 심장마비 같은 심장 질환과 뇌졸중에 많이 걸렸던 것으로 나타났으며, 2008년 브라질 상파울로의대 니칸다케네 교수팀이 고혈압 환자들도 소금을 3g 이하로 섭취하면 지방과 지단백질이 혈관에 침착하여 고지혈증을 일으킨다고 보고한 바 있다.

분당서울대병원 신장내과 진호준 교수팀이 65세 이상의 노인 950명을 분석한 결과 너무 싱겁게 먹어 혈중 나트륨 농도 수치가 낮으면 사망률에 영향을 미친다는 연구 결과를 발표했다. 진호준 교수팀은 혈중 나트륨 농도가 135에서 145mEq/L로 정상 범위인 성남시 65세 이상 인구 949명을 대상으로 나트륨 농도에 따라 세 그룹으로 나눠 5년 동안 추적 연구를 시행했다(1그룹: 135~138, 2그룹: 138.1~142, 3그룹: 142.1~145). 연구 결과 "노인 인구에서는 혈중 나트륨 농도가 정상 범위에 있더라도, 그 농도가 낮을수록 총사망률 및 심혈관계 질환으로 인한 사망의 위험이 높아졌다."고 밝혔다. 혈중 나트륨 농도가 낮은 그룹(135~138)이 중간범위 그룹(138.1~142)에 비해 전체 사망률이 2.7배 높았다. 특히 나트륨 농도가 2mEq/L 감소할수록 사망률이 14.9% 증가하는 사실도 밝혀냈다.

소금은 인체가 생명을 유지하는 데 없어서는 안 되는 가장 기본적인 영양소이기 때문에 염분이 부족하면 건강에 심각한 문제를 일으킨다는 새로운 연구 결과들이 무수히 많이 나오고 있는데도 불구하고 우리나라 의사들은 대부분 염분 섭취가 고혈압, 당뇨, 만성 신장병과 심장 질환을 일으키거나 악화시키므로 저염식을 하라고 권고한다.

 염분과 수분이 부족하면 혈액의 점도가 높아져 혈액 순환에 지장을 받게 되는데 그런 상태가 되면 심장은 혈액 순환 장애를 극복하기 위해 보다 강한 힘으로 보다 더 빠르게 혈액을 밀어낸다. 혈관이 좁아진 상태에서 혈류 속도가 증가하면 혈관의 가장자리를 지나는 혈구들은 혈관벽을 더욱 세게 치기 때문에 혈관벽이 손상을 입는다. 그렇게 되면 우리 몸은 손상받은 혈관벽을 보수하기 위해 세포막을 구성하는 재료인 콜레스테롤을 만들어 혈관벽을 보강하기 때문에 혈관이 좁아지고 탄력을 잃게 되기 때문에 혈액 순환을 더욱 어렵게 만든다. 결국 고지혈증, 지방간, 고콜레스테롤, 동맥경화는 염분 부족으로 인한 만성 탈수 때문에 발생한다고 볼 수 있다. 그러므로 고지혈증, 지방간, 고콜레스테롤, 동맥경화 등을 예방하려면 평소에 소금과 물을 충분히 섭취하여야 한다.

* 독성 아미노산인 호모시스테인(Homocysteine)을 줄여라

 미국 하버드 대학교에서 실시한 연구에서는 호모시스테인 체내 농도가 5μmol/L씩 증가할 때마다 말초혈관 질환은 7.8배, 심혈관 질환은 1.8배, 뇌혈관 질환은 2.3배 증가했다.

 호모시스테인(Homocysteine)은 육류, 달걀, 우유, 치즈 등 고단백 음식을 섭취했을 때 체내로 들어오는 아미노산인 메티오닌(methionine)이 분해되는 과정에서 생성되는데 이 호모시스테인 수치가 비정상적으로 증가하면 혈관이 노화되고 혈액 흐름이 원활하게 되지 않아 심혈관 질환, 발기부전 등이 발생할 위험이 커진다. 미국 심장학회에서는 심장 질환의 위험이 있는 사람들은 호모시스테인의 수치가 10 이하를 유지하여야 한다고 강력하게 권고하고 있다.

혈중 호모시스테인 수치가 높아지는 원인은 당분과 탄수화물의 과잉섭취, 비타민 B6, B9, B12의 결핍, 갑상선 기능 저하 등이다. 따라서 심장 질환을 예방하려면 비타민 B6를 많이 함유한 고구마, 바나나, 닭고기, 비타민 B9을 많이 함유한 시금치, 브로콜리, 아스파라거스 등의 녹색잎채소, 비타민 B12를 많이 함유한 생선, 계란 등을 충분히 섭취하는 것이 좋다. 그 외에도 항산화물질을 많이 함유한 블루베리, 당근, 토마토, 녹차 및 카레의 주성분으로 강황에서 추출하는 커큐민(Curcumin)도 호모시스테인 수치를 낮추는 데 도움을 주는 음식이다.

* 걷기 운동을 생활화하자

세계 심장 연합은 매년 9월 29일을 세계 심장의 날(World Heart Day)로 정하고 심혈관 질환 예방을 위한 캠페인을 벌이고 있는데 2016년에는 '걷기'가 심혈관 질환에 효과적인 예방법이라는 사실을 알림으로써 심혈관 질환 위험을 낮추기 위하여 "8주간의 걷기 도전 〈8 Week Walking Challenge〉"라는 캠페인을 펼치기도 했다.

하버드대 건강저널(Harvard Health Publications)은 하루 20분 이상씩 걷기를 하면 심혈관 질환 위험을 30% 낮출 수 있다고 밝혔고 미국 로렌스 버클리 국립연구소(Lawrence Berkeley National Laboratory)도 걷기는 고혈압, 고콜레스테롤혈증의 위험을 감소시키는 효과를 보여 주었다는 연구 결과를 발표했으며 영국 레스터대 토마스 예이트 교수팀은 전 세계 40개국 9,306명의 데이터를 수집, 분석한 결과 "매일 2천 보 이상 걸으면 혈관의 점도가 낮아져 심혈관 질환에 걸릴 위험이 낮아졌다."는 연구 결과를 영국 의학저널 '란셋(The Lancet)'에 발표했다.

미국 심장협회저널에 게재된 연구 결과에 따르면 1만 5천여 명을 대상으로 걷기를 시행한 결과, 심장 질환 위험이 9.3%, 고혈압 위험이 7.2%, 고콜레스테롤혈증 위험이 7%까지 감소했다. 따라서 가능한 한 피부를 많이 노출시키고 자외선 차단제와 선글라스를 쓰지 말고 하루에 30분 이상(자외선 강도가 낮은 겨울철에는 40분)바른 자세로 걸으면 콜레스테롤뿐만 아니라 대부분의 질병들은 소리 소문 없이 사라진다.

10. 위장병

우리가 음식물을 먹으면 위에서는 수축 운동을 하여 잘게 부수고 강한 산성을 가지고 있는 위액(위산)을 분비하여 거의 물에 가까울 정도로 맑은 수프(Soup) 상태로 만들어 소장으로 내려보낸다. 위액은 사람의 피부에 화상을 입힐 정도로 강한 산성을 가지고 있기 때문에 위염이 많이 발생한다.

위장병은 위 점막에 염증이 생기는 위염과 CT를 촬영하고 내시경 검사를 하여도 별 이상이 없지만 소화가 잘 안되고, 속이 더부룩하고, 식욕부진, 트림, 구토증세가 나타나는 비궤양성 소화불량이 가장 흔한 증상이다.

1) 위장병의 발생 원인

위장병은 선천적으로 위장 기능이 약하거나 헬리코박터파일로리균(Helicobacter pylori) 또는 그 외에 다른 세균이나 바이러스, 기생충, 진균 등에 감염되었을 경우에 발생하지만 대부분은 나쁜 생활 습관 때문에 발생한다.

- 위장이 처리하기 버거울 정도로 과식을 하거나, 식사를 자주 거르는 불규칙한 식생활
- 충분히 씹지 않고 허겁지겁 급하게 먹어 위 점막을 손상시키고

위산 분비의 균형을 깨뜨리는 경우
- 장기간 과도한 스트레스를 받아 우리 몸의 자율신경계에 나쁜 영향을 끼치고 위의 운동을 방해하는 경우
- 후추, 겨자, 고추 등 자극적인 음식은 위산 분비를 촉진시키고 위 점막을 자극해 염증을 유발할 수 있다. 그 외에 과도한 음주와 흡연도 위장 기능을 떨어뜨릴 수 있다.
- 비스테로이드성 소염진통제와 아스피린 같은 약물을 장기간 복용하는 경우

2) 위장병의 예방과 치료

위장병을 근본적으로 고치고 재발하지 않게 하는 유일한 길은 나쁜 식습관을 고치는 데 있다. 약물의 힘으로 음식을 소화시키면 일시적으로 호전이 될 수는 있겠지만 좋지 않은 음식 습관이나 생활 태도를 고치지 않는다면 다시 재발하는 것은 단지 시간문제일 뿐이다.

* 음식은 충분히 씹고 천천히 먹자
위장장애 증상을 가진 분들의 대부분이 음식을 제대로 씹지도 않고 너무 급하게 먹는 경향이 있다. 단단한 음식도 30번 이상 씹으면 소화 효소를 가지고 있는 침이 충분히 분비되어 위에서 소화시키기 쉬운 상태로 만들 수 있다.

위염이 있거나 위장 기능이 아주 나쁜 사람은 먹은 음식물이 입안에서 거의 물이 될 정도까지 충분히 씹는 것이 좋다.

* **스트레스가 심하면 소식 또는 금식하자**

우리의 위는 심리 상태를 그대로 반영하는 속성이 있기 때문에 내가 화가 나서 얼굴이 빨개지면 위도 빨개지고 내가 놀라서 창백해지면 위도 놀라서 창백해지며, 그러므로 스트레스를 받아 심리 상태가 정상이 아닐 때는 위도 정상이 아니므로 소화가 잘 되는 음식으로 소식을 하여야 한다. 그러나 스트레스가 아주 심하면 제대로 소화시키지 못한 음식물이 장 속에서 부패하여 독소를 만들어 낼 우려가 있으므로 당분간은 아예 금식을 하는 것이 좋다.

* **과식하지 말자**

과식을 하여 위에 음식물이 꽉 들어차면 위가 수축 운동을 하기 어렵게 되는데 이러한 상태가 오래 계속되어 위장이 혹사당하게 되면 각종 위장 질환이 발생할 위험이 높아진다. 그러므로 가급적이면 위장 용량의 70% 이상은 먹지 않는 것이 좋다. 성인의 위장 용량이 약 2L 정도이므로 1.4L 이상은 먹지 않는 것이 좋다. 위장 기능이 약한 사람은 위장 용량의 50%인 1L 이하로 먹고 위장 질환이 있는 사람은 더 적게 먹거나 죽을 먹는 것이 좋다.

* **자극적인 음식을 멀리하자**

위장 기능이 약하거나 위장 질환이 있는 사람은 커피나 콜라, 홍차 같은 카페인 음료와 튀김이나 기름기가 많은 음식, 매운 음식을 피하는 것이 좋다.

*따뜻한 음식을 먹자

찬 음식과 찬 음료는 위의 열을 소진(消盡)시켜 위장의 기능을 떨어뜨리므로 찬 음식과 찬 음료는 멀리하고 가능한 한 따뜻한 음식과 음료를 먹는 것이 좋다. 부득이 찬 음료를 마시게 되는 경우에는 입안에서 잠시 머금고 있다 따뜻해졌을 때 삼키면 된다. 특히 위염이나 소화불량이 심한 사람은 여름에도 따뜻한 물을 마시는 것이 좋다.

*잠자기 4시간 전부터는 금식하자

음식을 먹고 바로 자는 것은 가장 피해야 할 나쁜 식사 습관이다.

우리가 잠을 자면 위도 쉬어야 한다. 그러나 위에 음식물이 있으면 위는 휴식을 취하지 못하고 일을 하여야 하기 때문에 이러한 일이 자주 계속 발생한다면 쉬지 못하고 혹사당한 위는 서서히 고장나게 된다.

*규칙적인 운동을 하자

위나 장의 운동을 활발하게 만들기 위해서는 규칙적인 운동이 필수적이다. 하루 종일 앉아서 일하는 사람들에게 기능성 위장장애의 발생이 월등히 많다.

식사 후에는 15분 정도 천천히 걸으면 신체의 모든 기능이 활성화되기 때문에 위장의 소화 기능도 당연히 활성화된다. 그러나 점심 식사를 한 후 많이 걸으려고 많이 만보기 차고 열심히 걷는 사람이 있는데 이러면 위의 수축 작용에 써야 할 에너지가 다리로 가기 때문에 위의 건강에 나쁜 영향을 줄 수 있으므로 산책하듯이 여유를 가지고 팔과 다리에 힘을 빼고 천천히 걷는 것이 위장 건강에 좋다.

식후에 바로 운동을 하면 위의 소화작용에 나쁜 영향을 준다고 주장하는 사람들이 있다. 식후에 격렬한 운동을 하면 위의 소화작용에 방해가 될 수 있지만 천천히 편안한 상태에서 걷는 운동은 식사 후에 즉시 하더라도 전혀 문제가 되지 않는다. 식사 후에 편안한 상태에서 천천히 10분에서 15분 정도 걸으면 위뿐만 아니라 신체의 모든 기능이 활성화되므로 소화에 큰 도움이 된다.

* 기능성 소화불량을 완화시키는 음식
- 찹쌀: 찹쌀은 성질이 따뜻하고 맛은 달며 소화기를 보하고 구토나 설사를 멈추게 하는 효과가 있어서 선천적으로 위장의 기능이 약하고 몸이 찬 냉성 체질인 사람들에게 좋은 음식이다.
- 생강: 생강은 소화 기능 개선, 항염증 효과, 면역력 강화 등 다양한 효능을 가지고 있다. 생강에 들어있는 진저롤(Gingerol)과 쇼가올(Shogaol) 같은 물질이 염증을 유발하는 사이토카인(Cytokine)의 생성을 억제하여 관절염이나 염증성 장 질환과 같은 여러 질환의 증상을 완화해 주고 장의 운동성을 높여 변비 예방에 도움을 줄 수 있다. 생강은 체온도 상승시켜 주므로 겨울철에 추위를 이기는 데 큰 도움을 주며 배나 비행기를 탑승했을 때 발생할 수 있는 멀미 증상에도 효과적이다. 생강은 일반적으로 안전한 식품이지만 과다 섭취할 경우 복통이나 설사를 유발할 수 있으므로 민감한 위장을 가진 사람들은 적당량 섭취하여야

한다.
- 감자: 감자는 위염, 위궤양, 편도선과 기관지염 완화에 효과가 있다고 오래전부터 알려져 왔는데 그동안 구전으로 전해져 오던 이러한 효과들이 실험을 통해서도 확인되고 있다. 감자가 가지고 있는 비타민 C와 폴리페놀 성분은 활성산소를 제거하고 면역 기능을 증진시킨다. 특히 감자의 비타민 C는 열을 가하여 조리 해도 파괴되지 않는 특징을 가지고 있다. 어린이 소화불량에는 삶은 감자를 으깨어 물을 붓고 끓여 먹여도 효과가 있다. 감자는 당지수가 높아 혈당치를 빨리 높이기 때문에 당뇨병 환자는 주의해야 한다.
- 부추: 부추는 배를 따뜻하게 해 주며 소화 효소 분비를 촉진시키고 식욕을 돋워 준다. 부추에 풍부하게 들어 있는 알리신(Alisin)은 소화불량, 구토, 변비를 치료하며 식중독에 의한 장염을 막아 준다. 부추는 더운 성질을 가지고 있으므로 속이 냉하여 설사를 자주 하는 사람들에게 아주 좋은 음식이다. 중국 명나라의 명의였던 이시진은 그가 저술한 본초강목(本草綱目, 1,892종의 약물을 체계적으로 분류하고 설명한 의학서)에서 부추는 "배 속이 차고 아픈 것을 멎게 한다."고 설명하고 있다. 가벼운 식중독도 증상이 가벼운 경우에는 부추 한 줌과 물을 조금 넣어 믹서기에 갈아 부추즙을 마셔도 효과를 볼 수 있다.
- 꿀: 꿀은 탄수화물(전분)을 분해하는 소화 효소(Amylase, 아밀라아제)를 가지고 있어 소화불량증과 변비와 설사를 치유한다. 또한 꿀은 살균력이 뛰어나서 각종 세균과 바이러스로부터 몸

을 보호한다. 그 외에도 꿀은 피로를 풀어 주고 숙취를 해소하는 능력이 탁월하다.

*** 기능성 소화불량을 악화시키는 음식**

삼겹살 같은 지방이 많은 육류, 감자튀김, 도넛 같은 기름에 튀긴 음식, 빵, 케이크 같은 밀가루 음식, 우유, 치즈 같은 유제품, 매운 음식, 초콜릿, 커피, 콜라 등 탄산음료, 귤 등 신맛이 나는 과일.

유럽임상영양학술지, 유럽내과학회지, 영국의학저널 등에 실린 기능성 소화불량 환자와 건강한 성인의 식습관을 비교·분석한 5편의 연구 결과를 보면 콩, 양배추 등 식이섬유가 많은 식품이 소화불량 증상을 악화할 수 있는 것으로 나타났다. 분당 서울대병원 신철민 교수는 "양배추는 위 점막을 보호하는 효과가 있어 위염 완화에는 도움을 주지만 소화불량 증상에는 효과가 없으며 가스를 발생시키기 때문에 오히려 증상을 악화시킬 수 있다."고 설명한다.

초콜릿, 커피, 탄산음료와 귤 등 신맛이 나는 과일은 위산을 과다 분비하게 만들어 위장에 통증을 유발하기도 하며, 위와 식도 사이에서 위산의 역류를 막는 괄약근을 약하게 만들어 역류성 식도염을 악화시킬 수 있다.

10대 질병의
예방과 치료

ⓒ 김상준, 2025

초판 1쇄 발행 2025년 11월 18일

지은이　　김상준
펴낸이　　이기봉
편집　　　좋은땅 편집팀
펴낸곳　　도서출판 좋은땅
주소　　　서울특별시 마포구 양화로12길 26 지월드빌딩 (서교동 395-7)
전화　　　02)374-8616~7
팩스　　　02)374-8614
이메일　　gworldbook@naver.com
홈페이지　www.g-world.co.kr

ISBN　979-11-388-4951-7 (03510)

- 가격은 뒤표지에 있습니다.
- 이 책은 저작권법에 의하여 보호를 받는 저작물이므로 무단 전재와 복제를 금합니다.
- 파본은 구입하신 서점에서 교환해 드립니다.